中医药文化与健康知识

戴铭　周祖亮　主编

人民卫生出版社

·北京·

图书在版编目（CIP）数据

中医药文化与健康知识 / 戴铭，周祖亮主编 . —北

京：人民卫生出版社，2022.5

ISBN 978-7-117-33005-3

Ⅰ.①中⋯　Ⅱ.①戴⋯　②周⋯　Ⅲ.①中国医药学 –

文化 – 普及读物　Ⅳ.①R2–05

中国版本图书馆 CIP 数据核字（2022）第 049847 号

中医药文化与健康知识

Zhongyiyao Wenhua yu Jiankang Zhishi

主　　编	戴　铭　周祖亮	
出版发行	人民卫生出版社（中继线 010-59780011）	
地　　址	北京市朝阳区潘家园南里 19 号	
邮　　编	100021	
印　　刷	北京汇林印务有限公司	
经　　销	新华书店	
开　　本	889×1194　1/32　印张:6	
字　　数	124 千字	
版　　次	2022 年 5 月第 1 版	
印　　次	2022 年 5 月第 1 次印刷	
标准书号	ISBN 978-7-117-33005-3	
定　　价	59.00 元	

E – mail　pmph @ pmph.com

购书热线　010-59787592　010-59787584　010-65264830

打击盗版举报电话:010-59787491　　E-mail:WQ @ pmph.com

质量问题联系电话:010-59787234　　E-mail:zhiliang @ pmph.com

数字融合服务电话:4001118166　　　E-mail:zengzhi @ pmph.com

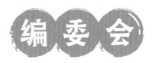

编委会

主　编：戴　铭　周祖亮

编　委：张雨燕　陆　巧
　　　　李娜娜　李积镁
　　　　龙荣芬　陈　震
　　　　陈晓红　刘　珊

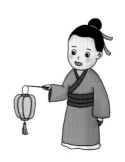

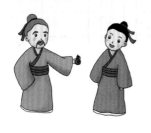

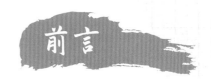

前言

　　中医药文化是中国传统文化的重要组成部分，具有丰富的人文精神和哲学思想，体现了中国传统文化的核心价值观念与原创思维方式。习近平总书记指出：中医药学凝聚着深邃的哲学智慧和中华民族几千年的健康养生理念及其实践经验，是中国古代科学的瑰宝，也是打开中华文明宝库的钥匙。为了让广大中医药爱好者更好地了解与体验中医药文化，在对中医药文化进行系统梳理的基础上，我们编写了《中医药文化与健康知识》。

　　《中医药文化与健康知识》主要内容包括中医药的起源与发展、名医故事、中医药典故、中医药知识、中医特色疗法等，内容严谨、简明有趣、图文并茂、生动直观，具有阅读性、趣味性、专业性特点，非常适合普通民众阅读。本书旨在普及中医药文化知识，提升读者的中医药文化兴趣，提高对中医药知识的认知水平，加深对中医药文化的理解，满足广大民众对中医药文化与健康知识的需求，促进中医药事业持续健康发展及中医药文化的传承和发展。

本书编写过程中得到了广西中医药大学各级领导的关心与支持，谨致以衷心的感谢！人民卫生出版社为本书的出版给予大力支持，在此深表谢意！

中医药文化内容广博，思想深邃。由于本书篇幅有限，难免存在诸多不足，真诚期待读者批评指正。

《中医药文化与健康知识》编委会

2020 年 10 月

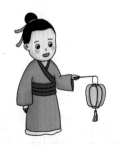

目录

第一章 中医药的起源与发展

第2章 名医故事

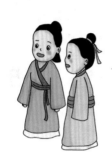

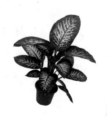

第3章 中医药典故

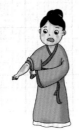

第四章 中医药知识

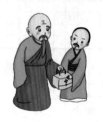

第五章 中医特色疗法

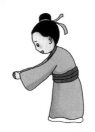

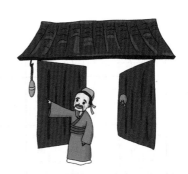

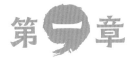

第一章

中医药的
起源与发展

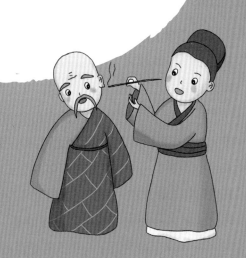

中医学历史悠久，源远流长，是一门具有丰富经验、鲜明特色和完整体系的学科。中医药技术是我国劳动人民医药实践的经验总结，为中华民族的繁衍发展做出了重要贡献。中医药文化是我国优秀传统文化的重要组成部分。

一 中医药的起源

三皇五帝是我国上古时期传说中的帝王，被尊为中华民族的人文初祖，在我国远古文明中占有重要的历史地位。关于中医药的起源，历史上流传着各种传说，最早可以追溯到三皇时期。

1. 伏羲制九针

在三皇五帝世系中，伏羲位居三皇之首。相传在远古时期，有一个叫作风兖（yǎn）的部落，首领是个美丽的女子，叫作华胥（xū）。她率领自己的一队人马逐水草而居，居住在华胥山之渚（位于现甘肃省庆阳市与平凉市境内的沿河地带），过着无忧无虑的游牧生活。有一天，华胥去雷泽郊游，在途中发现了一个特别大的脚印。出于好奇，她将自己的脚踏在大脚印上，突然一种酥麻的感觉传遍全身，有种被蛇缠身的感觉，不久她便有了身孕。奇怪的是，她怀孕的时间竟长达12年。后来，她生下了一个人首蛇身的孩子，这就是伏羲。

伏羲后来成为部落首领，他才华横溢，德高望重，在部落里很有威望，为中华文明的产生与发展做出了重大贡献。据史书记载，伏羲绘制出了八卦，创立了中华民族的图腾——龙，形成了中华文化的源头；模仿蜘蛛结网而制作了鱼网，用于捕鱼打猎；发明了陶埙、琴瑟等乐器，创作了乐曲歌谣；研制了九针，用来治疗疾病。

九针，是9种形状不同的针具。九针的创制开启了中医针刺疗法的先河。九针形状各不相同，其用途也不尽相同。有圆头的针，主要用来按压止痛；有尖头的针，主要用来点刺放血；还有带刃的针，主要用来切割；等等。在早期，九针的制作材料相对简单，主要有石针、竹针、骨针等，后来随着冶金技术的进步，出现了金属针具。

远古时期，人们生病后为了减轻病痛，用石块拍打痛处、用缝补兽皮的骨针扎破手指放血来减轻病痛，这就是最早的砭石和针刺疗法。虽然这些方法在某些时候确实有效，但是用到某些患者身上反而会加重病情，甚至因感染病菌而导致死亡。伏羲改进针具，使其治疗疾病更有针对性。他从缝制兽皮做成衣服的生活实践中受到启发，专门研制了用于切割和缝制伤口的骨针。这样，当有人因意外摔伤、动物咬伤而形成大面积的肌肤创伤时，就可以用切割、缝合的方法使伤口早日愈合。

据说伏羲运用针刺放血还有一个原则，就是不到万不得已不放血。接受针刺放血的人需要好好休养，至少休息3天，并且要吃足够的食物，只有这样才会很快好起来。这就是治疗与养护的结合。相传，伏羲的部落里有一个聪明的小伙子，是伏羲的得力助手。有一次，小伙子上山打猎，遭到野狼袭击，被撕破了肚皮。在众人的帮助下，小伙子终于从野狼的血口下捡回了性命，伏羲给他缝合伤口，并把泥土和草叶混合捣碎后敷在伤口上止血。完成治疗后，伏羲叮嘱小伙子要好好休息，在伤口还没有完全愈合之前，不能乱动乱跑。然而，仅过了3天，小伙子的伤口刚刚愈合，他就又上山追捕猎物了。不幸的是，由于用力过度，小伙子的伤口全部撕裂开来，当时正值三伏天，伤口严重感染，导致他全身溃烂而死。这件事之后，伏羲下令，凡接受针刺放血的病人，一律按要求进行养护，直到伤口完全愈合才能从事劳作等活动。

伏羲在医学方面的贡献除制作九针外，还根据天上的天象变化，以及地上的高山大川、飞禽走兽与环境之间的潜在关系，探索人与自然和谐相处的规律，绘制出了八卦图。八卦图是我国古老学术——易学的开端和基础。《周易》包含了丰富的阴阳理论知识，阴阳理论是中国古代哲学重要的理论基础。中医学将阴阳理论作为阐述人体生理病理、诊断治疗的理论框架和核心。

对号入座

指出下列三种针具分别对应哪种作用？

①按压止痛　　　②点刺放血　　　③切割

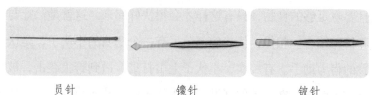

员针　　　　　　　镵针　　　　　　　铍针

2. 神农尝百草

神农也是三皇之一，又称"炎帝"，是姜水流域（今陕西岐山一带）姜姓部落的首领。传说神农是太阳神，牛首人身，在很小的时候就会种植庄稼。后来，神农发明了农具，开始教民众开垦土地、播种五谷和饲养牲畜，形成了我国的原始农业。神农也因此被尊称为"农业之神"。

神农对医学的贡献十分巨大，是中医药的始祖。据西汉刘安《淮南子》记载：神农"尝百草之滋味、水泉之甘苦，令民知所避就。当此之时，一日而遇七十毒"。这种亲身尝试的医学精神至今仍被传颂。

传说远古的时候，五谷和杂草混杂在一起，药物和各种花草长在一起。哪些草木的果实可以吃，哪些植物可以用来治病，谁也分不清楚。当时的人们靠打猎维持生活，随着天上的飞禽越打越少，地下的走兽越打越稀，有时候一连几天都没有收获，就只能饿肚子，生病了也没有医药治疗。饥饿加疾病，人们深受其苦。民众的疾苦，神农看在眼里，急在心头，便思考用什么给民众充饥，让他们远离饥饿，又用什么为民众治病，让他们远离病痛。神农苦思冥想很久，终于想出了一个办法。他带着一批臣民，从家乡出发，向西北一路跋涉，走了整整49天，到达一个地方——只见高山一峰接一峰，峡谷一条连一条，山上长满奇花异草，很远就闻到了香气。

他们正往前走，突然从峡谷窜出来一群狼蛇虎豹，把他们团团围住。神农马上让臣民们挥舞鞭子，抽打野兽。打走一批，又来一批，打了七天七夜，才把野兽都赶跑了。那些虎豹蟒蛇身上被鞭子抽出的一条条伤痕，后来变成了皮上的斑纹。这时，臣民们说这里太险恶，劝神农回去。神农摇摇头说："不能回！人们饿了没吃的，病了没医的，我们怎么能回去呢！"

后来，神农领头进了峡谷，来到一座大山脚下。这座山高耸入云，四面都是悬崖，崖上挂着瀑布，长着青苔，非常光滑，如果没有登天的梯子是无法上去的。臣民们又劝他，算了吧，还是趁早回去。神农摇摇头："不能回！人们饿了没吃的，病了没医的，我们怎么能回去呢！"

神农来到一座小石山头，对着高山，四处察看，想找到解决登山难题的办法。后来，人们就把他站的这座山峰叫作"望农亭"。突然，他看见几只金丝猴正顺着高悬的藤条和横卧在崖腰的枯木爬过来。神农灵机一动，拍拍脑门，应声说道："有了！"他把臣民们喊来，让他们砍树木、割藤条，靠着山崖搭成架子，一天搭一层，从春天搭到夏天，又从秋天搭到冬天，无论刮风下雨，还是飞雪结冰，从不停止。整整搭了1年，搭了360层，才搭到山顶。

最后，神农带着臣民，攀登木架，来到了山顶。山上真是花草的世界，红的、绿的、白的、黄的，各色各样，密密丛丛。神农吩咐臣民们严防狼蛇虎豹，他亲自采摘花草，放到嘴里尝试。为了继续给民众寻找食物和草药，神农让臣民在山上栽种几排冷杉，当作城墙来防止野兽攻击，在墙内盖茅屋居住。后来，人们把神农住的地方叫"木城"。白天，神农领着臣民到山上品尝各种草木；晚上，臣民们生起篝火，他就着火光对草木的性味进行记录：哪些草是苦的，哪些是热的，哪些是凉的，哪些是有毒的，哪些能充饥，哪些能医病，都写得清清楚楚。

有一次，神农把一棵草放到嘴里尝试，顿时觉得天旋地转，栽倒在地。臣民们慌忙把他扶起来，他明白自己中了毒，可是已经不能说话了，只能用最后一点力气，指着面前一棵红色的灵芝，又指了指自己的嘴巴。臣民慌忙把那棵红灵芝放到嘴里嚼碎，再喂到他嘴里。神农吃了灵芝，化解了体内毒气，头不昏了，也能说话了。从此，人们都说灵芝具有起死回生的功效。

臣民们担心神农这样尝试草木有生命危险，便劝他下山回家。神农摇摇头说："不能回！人们饿了没吃的，病了没医的，我们怎么能回去呢！"说罢，他又接着尝草。他尝完一座山的草木，又到另一座山上去尝试。

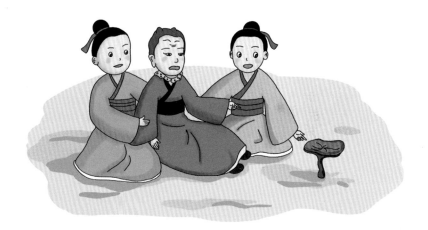

神农在遍尝草木花果的过程中，曾经在一天之内被毒倒70多次，痛苦不堪。他根据所尝草木的味道和习性，进行归纳记录，再针对疾病加以分类，发现了许多能够治病的草药，如大黄能够治疗便秘、甘草可以止咳等。不幸的是，有一天神农尝了一株断肠草，顿时肚腹疼痛难忍，没有找到解药，终因中毒身亡。

神农留下了数百种药物的记录，后人托他的名字，著成《神农本草经》。该书是一部杰出的药物学著作，全书将365种药物分为上、中、下三品，对每种药物的名称、性质、形态、生长环境及主治病症等都有详尽描述，为后世药物的应用研究打下了很好的基础。后人在神农尝百草留下足迹的多个地区建立了神农（或称炎帝）纪念馆和炎帝铜像，用来纪念这位中华民族的人文始祖。

我爱探究

尝一尝下列中药的味道，试着说出它们的作用。

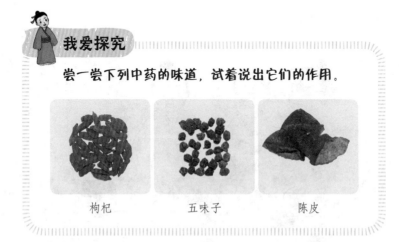

枸杞　　　　　五味子　　　　　陈皮

3. 黄帝论医

黄帝，是三皇之一，本姓公孙，因居轩辕之丘，或称为轩辕黄帝。相传，黄帝的母亲叫作附宝，一天晚上，附宝看见一道光环绕着北斗枢星。正当她感到惊奇时，那颗枢星从天上掉落了下来，附宝由此感应而怀孕。怀胎24个月后，生下一个男儿，就是后来的黄帝。传说黄帝刚生下没多久便能说话，15岁时就无所不通了。后来他继承了有熊国君的王位。因为他以土德称王，土色为黄，故称黄帝。黄帝和炎帝并称为中华文明的人文始祖。

黄帝一生有许多身份，功绩巨大。他是一位军事家，平定了南方部落首领蚩尤作乱，统一了华夏；他又是一名发明家，发明了指南车、算术、音律、文字，还有许多生活器具和乐器。而黄帝对于医学的影响，就是和岐伯、伯高、雷公、鬼臾区、少俞、少师等人一同研讨医理，后人据此编纂成中医学经典著作《黄帝内经》。

《黄帝内经》分为《素问》和《灵枢》两个部分，全书主要通过黄帝与岐伯、伯高、雷公等人之间的对话，用问答的形式阐述病理病因，以及对疾病的治疗形式进行探讨。相传，岐伯等人都是黄帝的重要助手，岐伯又是向黄帝传习医药知识的师长。《黄帝内经》所主张的一个重要医学观点是在生病之前就要进行预防与治疗（即"治未病"），注重养生保健和延年益寿。2011年，《黄帝内经》入选《世界记忆遗产名录》。

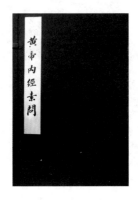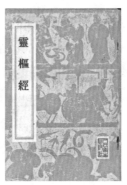

考古资料证明，远古时期我们的祖先在与疾病斗争的生活实践中，创制了许多医疗器具。根据《黄帝内经》和《神农本草经》等传世医药著作记载可知，从上古时代开始，我们的先人就已经认识到健康的重要性。人们不是任由病邪摆布，而是积极与疾病抗争，经过长期实践，逐渐发现了许多诊治疾病的方法和具有不同治病功效的药物。因此，从中华文明被载入史册开始，中医药便已经萌芽，并逐步发展壮大。

我们认为，无论是伏羲制九针、神农尝百草，还是《黄帝内经》《神农本草经》的编撰，都不可能是一人或几个人完成的，应该是数代人共同努力的集体智慧结晶。但是从三皇时期开始，随着中华文明不断发展，人们对疾病和医药的认识也不断进步，并结合生产生活经验，发现了很多适用于疾病治疗的方法与药物。

总的来说，我们的祖先充满智慧，意志坚决，行动果敢，在长期的生产生活中锻炼出了强大的生存能力。他们在与疾病的斗争中不断探索与总结，形成了我国传统医学——中医药学。中医药技术的发展与进步，给人们的生活与健康提供了坚强保障。

 勤动脑

三皇五帝具体指哪些历史人物？了解三皇的传说与故事。

 中医药的发展

自远古以来，中医药经历了漫长的发展过程，形成了多座高峰，为中华民族的繁衍生息提供了坚强的医疗卫生保障，取得了辉煌的历史成就。

先秦时期就已经形成了比较系统的医学知识。在殷墟甲骨文中，保存了大量疾病、生育卜辞，也记载了促进身体健康、减少疾病侵害、提高体质和延长寿命的卫生保健习俗。周代建立了医事制度，有了医学分科，当时将宫廷医生分为食医（相当于营养师）、疾医（相当于内科医生）、疡医（相当于外科医生）、兽医4种，并有严格的考核制度。先秦时期出现了一批著名的医学人物，如相传编著《难经》的秦越人（即扁鹊），秦国的医缓、医和等。

1. 秦汉——中医思想体系形成

公元前221年，秦始皇统一六国，实行郡县制，并进一步统一了文字、货币、车轨、度量衡等。在这段历史时期，社会经济发展迅速，各种文化有了明显进步。这一时期，包括医方、经脉、针灸、养生等内容的医学文化也得到快速发展。

东汉班固《汉书·艺文志》是我国历史上现存最早的图书分类目录学文献。其中的《方技略》记述了医药、养生典籍的流传情况，当时将医书分为医经、经方、房中、神仙四类，共计36种。

中医治病，有"同病异治""异病同治"的理论，指相似的疾病用不同的药物治疗，不同的疾病用相同的药物治疗。为什么看起来相似的疾病要使用不同的药物呢？这就涉及中医的"辨证论治"思想了。辨证论治的思想出现于秦汉时期。在东汉末年，张仲景撰著《伤寒杂病论》，首创六经辨证及相应治疗法则，建立了辨证论治的基本规范，奠定了中医学沿着辨证论治原则发展的基础。中医辨证论治体系由此确立，被后世医家尊崇并进一步完善。

秦汉时期为后世留下了许多珍贵的方剂学、药物学文献。如出土的马王堆汉墓帛书《五十二病方》现存医方近300个，记载药物290余种；《神农本草经》集东汉以前药物学术经验之大成，共记载365种药物，是一部伟大的药物学著作；《伤寒杂病论》记载了269首方剂（不包括重复药方），包含丰富的方药理论，对后世的方

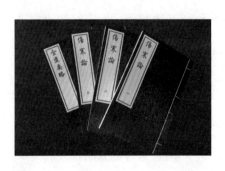

剂学发展具有巨大意义，被陶弘景称为"众方之祖"。

秦汉时期，已经形成了内科、外科、妇科、儿科、男科、五官科、针灸科、骨伤科等为主的临床医学各科的基本格局，其中内科、外科成就最为突出。在内科学领域，贡献较大的是张仲景；在外科学领域，贡献较大的是华佗。华佗发明了麻醉药物——麻沸散，并用以施行外科手术，为后世的外科麻醉术留下了宝贵财富。

秦汉时期，中医学经典著作《黄帝内经》《难经》《神农本草经》《伤寒杂病论》已全部面世，标志着中医药学理论体系形成，为后世中医药学的发展奠定了理论与实践基础。这四部具有里程碑意义的中医经典巨著，一直以来对中医药学的发展发挥巨大的指导作用。

2. 魏晋南北朝——实践医学迅速发展

魏晋南北朝是一个社会动荡的时期。由于战乱频繁，人们居无定所，四处迁徙，出现了中国各民族文化大融合的局面。

魏晋南北朝时期，人们将《周易》《老子》《庄子》三部内容深奥的著作称为"三玄"，形成了以道家文化为主、融合儒家思想而出现的一种哲学思潮，是魏晋南北朝时期重要的哲学思想体系。在这种思想的影响下，养生风气盛行，人们通过服食特定的食物与药物（如丹药）以求长生，因此，炼丹术得到了迅速发展。炼丹术的兴盛，进一步推动了药物学的发展。这一时期产生的本草学著作达 70 多种，其中最有影响的是南北朝陶弘景所著的《本草经集注》，开创了本草学新的分类方法。

魏晋南北朝时期，实践医学发展迅速。由于当时社会动荡不安，自然灾害频繁，多次出现大规模疾病流行，因此医生有更多的机会去救治患者，尤其是那些被兵器所伤、需要急救的人。在这种疾疫流行的社会环境下，魏晋南北朝产生了数量众多的医学专著。晋代葛洪撰著的《肘后备急方》是中医第一部临床急救手册。由晋末刘涓子著、南朝龚庆宣重编的《刘涓子鬼遗方》是我国现存最早的外科学专著。

魏晋南北朝时期，虽然在医学实践上有很多突破，但是对医学理论的发展却显得相对薄弱。在这个时期，医家们非常注重医学实践，却不太注重医学理论的归纳与总结。因此，在中医学的发展历史上，魏晋南北朝时期是一个经验医学韵味浓厚的时代。

3. 隋唐五代——医学教育体系渐趋完备

581 年，北周外戚杨坚夺取政权，建立隋朝；589 年，隋灭陈国，统一全国，结束了南北朝长期分裂的局面。618 年，李渊攻入长安，废除隋恭帝，结束了隋朝的短暂统治，建立唐朝。隋唐是我国历史上由分裂动乱走向统一并基本安定的历史时期。在这一时期，经济繁荣，对外贸易发达，文化得到全方位的交流。在这种宽松活跃的文化氛围中，博大精深的华夏文明得以远播四海，并不断吸取异邦优秀文化的精髓。

隋唐时期，政府重视医学教育，使医学教育得到了大力发展，教育体系比较完备。隋唐两代都设置太医署，负责开展医学教育。太医署的医学教育分设专科，有医科、针科、按摩科、咒禁科等四科，其中医科又细分 5 个专科，每个专科有不同年限的学制，并且有严格的考核制度。课程设置既强调医学基础课程教学，又注重不同的专业课程教学。太医署的医学生不仅有本土学生，还有国外留学生，这极大地促进了世界各国医学文化的交流和医学整体水平的提高。

隋唐时期，产生了多种综合性医学著作。隋代巢元方等人编撰的《诸病源候论》是我国第一部病因证候学专著，全书分67 门，详细记载了 1 739 种证候的疾病成因、病理病机、症状体征，对后世医学发展贡献巨大。唐代"药王"孙思邈撰著《备急千金要方》和《千金翼方》，是两本综合性医方文献，集唐以前医方大成，共记载医方 6 500 余首。唐代王焘编撰《外台秘要》，是一部大型综合性医书。

隋唐时期，政府对医学事业的发展发挥了重要作用。隋代的《诸病源候论》是我国第一部由政府组织编撰的医学理论著作。在唐朝政府的组织和主持之下，修订颁布了最早的国家药典——《新修本草》，使药物学有了新的规范。继隋朝政府组织编著《四海类聚方》（已失传）后，唐代官方又组织编著《广济方》和《广利方》，并颁行于天下，使医药知识得到广泛传播和普及，对医学发展起到了较大的推动作用。

隋唐五代是中医学发展史上的新阶段，政府积极参与医学事业的建设与发展，建立了比较完备的医学教育体系，医学各科得到了充分发展。

4. 宋元——医学思想百花齐放

宋元时期，科学技术与学术研究硕果累累。至宋代，我国医学发展已有良好的基础，积累了丰富经验，加之宋元时期政治比较稳定、思想解放，为医学的繁荣提供了基本条件。

宋元时期，医家既注重医学理论研究，也十分注重医学临床疗效和应用实践。这一时期形成了多个医学流派。宋元医学家从实践中对医学理论进行新探讨，创立各具特色的理论学说，出现学术争鸣的景象。其中最具影响力的当属"金元四大家"（刘完素、张从正、李杲、朱震亨），刘完素倡导"火热论"，张从正主张"攻邪学说"、李杲（gǎo）创立"脾胃论"，朱震亨提出"相火论"。此外还有张元素的"脏腑辨证学说"、王好古的"阴证论"。可以说，宋元时期是中医学史上百花齐放的时代。

宋代，毕昇认识到雕版印刷术的不足之处，发明了活字印刷术，使印刷术得到更为广泛的应用。随着印刷技术的革新，医学著作得以大量刊印和流传。宋代以前的医籍，在手工抄刻的流传过程中，难免出现讹误。宋朝专门成立了"校正医书局"，组织众多医学专家和学者，对历代重要医书典籍进行考证、校勘和整理，陆续刊行了宋以前的医学著作，对医学发展与医籍传播做出了重要贡献。

宋代的法医学、儿科学、妇科学、针灸学成就显著。法医学是一门特殊的应用医学，我国先秦两汉时期就有专门的法医检验文献。到了宋代，出现了内容更加丰富的法医学专著。南宋刑狱官宋慈撰著的《洗冤集录》是一部系统阐述尸体检验方法的法医学著作，早于欧洲第一部系统的法医学专著《医生的报告》（意大利医生费德罗著）360多年。宋元时期，儿科发展成为一个独立的专科，诞生了《小儿药证直诀》《小儿卫生总微论方》《幼幼新书》《活幼心书》等儿科学著作。宋元时期的妇产科成就突出，产生了一批妇产科专著，如《妇人大全良方》《十产论》《卫生家宝产科备要》等。宋元时期，针灸学有很大发展。北宋医学家王惟一铸造两具针灸铜人，是最早的人体经脉经穴模型，并撰写《新铸铜人腧穴针灸图经》，使人体腧穴定位更为标准化和规范化。这

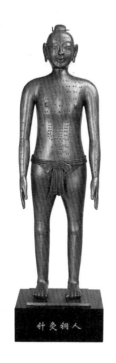

针灸铜人

时期产生了针刺泄热、灼艾保命等针灸理论，出现了子午流注、飞腾八法等以时间为点取穴的针灸方法，促进了针灸学的发展。

宋元时期对医事制度进行了相应改革。宋代设立翰林医官院、太医局，翰林医官院掌管医政和医疗事业，太医局负责医学教育及医学人才管理。使医政事业和医学教育管理分工明确，各司其职。元代太医院是最高医学行政机构，负责医事管理。宋元时期还开设了国家药局，如北宋的"太医局熟药所"、南宋的"太平惠民局"、元代的"回回药物院"等。

宋元时期，在卫生保健方面也有比较突出的成就。人们用面纱或绸巾遮住口鼻防止疾病传染，实际上是现代口罩的雏

形。元代忽思慧撰著《饮膳正要》，是我国现存的第一部营养学专著。它以正常人的膳食为标准，制定了具有营养价值的食谱，倡导饮食卫生与药膳食疗，展现了丰富的饮食文化。该书对传播和发展我国卫生保健知识具有重要作用。

宋元时期是中医学史上的重要阶段，中医学逐渐从经验医学当中走出，开始注重理论建设，并逐渐加大医学教育投入，为后世的医学发展与研究奠定了良好基础。

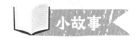

法医学家宋慈

中央电视台曾播出过一部电视剧《大宋提刑官》，讲述的是宋代提刑官（又称刑狱官，是当时主管司法的官员）宋慈断案如神的传奇故事。那么，历史上是否真有这么一位神奇的人物呢？有！宋慈作为我国历史上知名的法医，在中国法医学史上留下了浓墨重彩的一笔。

宋慈（1186—1249），字惠父，建阳（今福建南平）人，南宋著名法医学家。他做过几任地方官，3次出任刑狱官。宋慈担任刑狱官数十年，以平冤昭雪为己任，高度重视审断案情，办案注重实地检验。他审断案件时十分审慎严谨，不敢有一丝懈怠。如果知道告发人是有意诬告，便坚决驳回；如果在审理过程中产生疑问不能决定，必定经过反复调查和深入研判，唯恐判断错误，造成冤案错案。

正是有了高度认真负责的精神，宋慈一生警惕，断案如神。有一次，他接到报案，一处民居失火，烧死了一个人。他来到现场时，死者的妻子正对着烧焦的尸体哭得很伤心，看见宋慈来了，就跟他说，她丈夫因为身体不适在家休息，她出去劳动，回来的时候房子已经烧毁，丈夫也被烧死了。宋慈仔细检查尸体，发现尸体没有挣扎的痕迹，背部贴着地面之处烧伤痕迹不明显，而且死者口中没有灰尘。宋慈由此认为其中必有蹊跷。一般来说，一个清醒的人，就算重病在床，房子着火了，也会挣扎着企图自救，因此不会出现身体着地部分烧伤程度明显较轻的情况。此外，由于呼吸和呼救，必然会吸入大量烟灰，而这个死者口中非常干净。因此，说明死者在着火之前就已经死亡。也就是说，死者并不是被烧死的，极有可能是有人将其杀害之后纵火，企图制造火灾的假现象以掩盖杀人的事实。于是，宋慈进一步深入调查，最终发现死者的妻子与他人通奸，被死者发现，于是与奸夫一起将其勒死，之后放火焚烧了屋子，造成失火死亡的假象。最后，宋慈查明真凶，让凶手伏法。

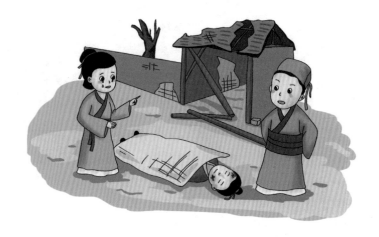

　　宋慈长期担任提刑官，积累了丰富的法医检查经验。他在总结前人成就的基础上，结合自己的实践经验，于1247年撰成法医学专著——《洗冤集录》。全书共5卷，约7万字，记述了人体解剖、检验尸体、勘查现场、鉴定死伤原因、各种毒物和急救、解毒方法等内容。《洗冤集录》是我国第一部系统的法医学专著，也是世界最早的法医学专著，成为历代刑事审案官员必读的法医学经典著作。如今，该书被译成多国文字，被视作世界法医学界共同的精神财富，宋慈也被尊为世界法医学鼻祖。

5. 明代——医学发展日臻成熟

　　明代政治稳定，商品经济快速发展，出现了资本主义萌芽。中医药学发展到一个新高度，医学基础理论与临床各科进一步成熟，进入全面、系统、规范化的总结阶段。

明代造纸业和印刷业的进步，为医书的刊刻特别是大型医书的印刷创造了条件，促进了医学知识的普及和推广。《普济方》集 15 世纪以前方书之大成，总结明以前的医疗经验，是我国现存最大的医方典籍。杨继洲编著《针灸大成》，系统总结了明以前的针灸学成就，是一部影响极大的针灸学专著。另外还有徐春甫编《古今医统大全》、张介宾著《景岳全书》等综合性医书，江瓘编《名医类案》等医案著作。

明代是药物学发展的鼎盛时期。李时珍撰写的《本草纲目》是一部综合性药物学专著，也是我国古代伟大的本草学著作。该书集古代本草学之大成，共收载药物 1 892 种。全书将药物先分部，其下再分类，物以类从，目随纲举，以部为"纲"，以类为"目"，共分为 16 部、60 类，分类科学，内容丰富，成就巨大。《本草纲目》在世界科技史上占有重要地位，英国生物学家达尔文将它称为"中国古代百科全书"，2011 年入选《世界记忆遗产名录》。

明代将传染病的研究与防治提升到了新水平。对天花的认识更为深入，人痘接种术的运用是明代医学发展的一大创新之举。天花，中医称为痘疮，属于烈性传染病。明代开始普及预防天花的人痘接种法，到清代主要有痘衣法、痘浆法、旱苗法、水苗法等接种方法。人痘接种术是我国古代在传染病研究领域取得的重大成果，是英国医生爱德华·琴纳于 1796 年发明牛痘接种术的基础和先驱，开创了人类预防天花的新纪元。

明代还是中医伦理学发展的重要时期。明代以前，扁鹊、华佗、张仲景、孙思邈等名医具有精湛的医术和崇高的医德，成为医学界永恒的榜样，到了明代，出现了许多论述医德和医学伦理的著作，如李梴《习医规格》、陈实功《医家五戒十要》、缪希雍《缪仲淳祝医五则》等，影响较大。

6. 清代——医学理论寻求突破

清朝是我国历史上最后一个封建王朝。清代早中期，政治相对安定，经济比较繁荣，这一时期的中医学理论日臻成熟。

清代最重要的医学成就是产生了温病学说。清代之前，许多医家对温病学已有不同的见解。宋元时期，温病开始从伤寒学说体系脱离出来。明末清初，医学家吴又可撰著《温疫论》，不仅阐述了传染病病因学说，而且首次将温病与瘟疫合为一家，与伤寒分开论述，为温病学说的创立奠定了基础。后来，医家们在吴又可的基础上，深入研讨温病，将温病学派的队伍扩大，涌现出一批优秀的温病学派医家代表。清代形成了以叶桂、薛雪、吴瑭、王士雄为代表的"温病四大家"，分别著有《温热论》《湿热条辨》《温病条辨》《温热经纬》等温病学著作。温病学说是在伤寒学说的基础之上发展而来的，又独立于伤寒学说，到清代已自成体系，发展越来越完善。

我国历史上受封建礼教的影响比较深远，传统孝道观念认为，保持身体完整就是最基本的孝道。受到这种思想的束缚，中医解剖学一直没有发展起来。我国早期的中医经典《黄帝内经》《难经》就有关于人体解剖的论述，东汉末年华佗通过解剖实施外科手术，成绩显著。此后历代医家对解剖学的理论和应用有所发展，但是始终没有很大突破。到了清代，医家王清任身体力行探索解剖学知识，通过各种途径了解人体脏器组织结构，经过长期观察和实践，绘制出人体内脏图形，著成《医林改错》，纠正了前人对脏腑结构的错误认知，使中医解剖学有了较大革新和突破。

明清时期，医学受到儒学尊经崇古的学风影响，尊崇医学经典的学风盛行。当时整理、注释与阐发医学经典的风气盛极一时，形成研究《黄帝内经》《难经》《神农本草经》《伤寒论》新高潮。清代也产生了大量综合性医书，如医学丛书《医宗金鉴》、医学类书《古今图书集成·医部全录》、医案著作《续名医类案》《临证指南医案》等。

清代前期，中医药对外交流频繁，西医逐渐传入我国。清代中后期，统治者采取闭关锁国政策，对外经济文化交流受到限制，影响了中医药的对外交流。随着西医的传入并逐步发展，形成了中医、西医两个不同的医学体系。它们并立共存，共同为我国社会生产与民众生活提供医疗健康服务。

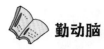 **勤动脑**

猜猜下面故事的主人公是哪一位医学家

他是清代一位颇具创新思想的著名医学家。年轻时精心学医，在京城开了一间药铺行医，医术精湛，享誉京城。

经过长期的医疗实践，他认识到人体解剖学对医学实践的重大意义。他认为，医生给病人看病，首先要清楚人体脏腑情况。如果医生连人体的脏腑结构都不了解，那看病就像盲人摸象，非常片面，也十分危险。而当时的医家对脏腑的认识都只是来自古人撰写的书籍，因此他潜心研究，最后发现历代古书对人体构造的描述与实际情况有很多不相符合的地方，存在很多错误。这位医家不愿做盲从者，下定决心纠正古人的错误。

有一年，他路过滦（luán）州（今河北唐山一带）的稻地镇，正遇上当地瘟疫流行，很多小孩染病而夭亡。穷人家的孩子死后大多用草席裹起来就地埋掉，而且埋得也不是很深，一些小孩的尸体被野狗挖出来啃食，很多破腹露肠。为了了解人体脏腑的真实形态，这位医家不避污秽，坚持每天清早赶到坟冢，仔细观察童尸。由于这些尸体被野狗啃食，大多已经不完整。这样连续10天，看了30多具尸体，他确信古代医书所绘脏腑图形与实际人体脏腑不完全相合，甚至连脏腑的数量也不相符。

令这位医家感到遗憾的是，由于他看到的尸体都遭到了破坏，所以没有能够看到人体横膈膜的形貌和位置。此后30多年时间里，他曾多次亲临现场，想查看横膈膜，最终都没能如愿。后来，他偶然在一位病人家里结识了曾经领兵打仗的恒敬公，了解到恒敬公曾经多次查看横膈膜形貌，于是向他请教，终于了却了多年的心愿。

这位医家在医学上大胆怀疑，勇于探索，努力求真求实，经过42年的不懈努力，终于完成《医林改错》这部医学奇书。全书分上下两卷，纠正了古医籍对脏腑的错误描述，记载了作者自己的气血脏腑学说，并附有大量临床经验。该书自刊印便广为流传，还曾被翻译成英文出版，受到世界医学界的重视。

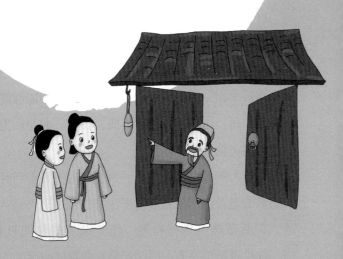

第 章

名医故事

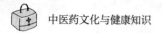

在我国历史上，涌现了许多医术精湛、医德高尚的著名医药学家。他们勤奋研习医术，积极救治患者，他们的美名与故事被广为传颂，历久不衰。

 # 拜师趣闻

在古代，许多著名的医生因医术超群，挽救患者生命于危难之间，深受民众尊敬和爱戴。中医讲究师徒相授，名医们的医疗业绩和学术成就都离不开名师的教诲与指导。历史上就有大量名医拜师、收徒的趣闻逸事。

1. 越人受秘方

秦越人（约公元前 407—公元前 310），号卢医，战国时期杰出医学家。在上古时代，扁鹊是传说中能够解除人类疾病痛苦的神鸟。因秦越人医术高明，具有"起死回生"的本领，当时人们把他称为"扁鹊"。

秦越人年轻时曾经做过一家客馆的主人。当时，有位名叫长桑君的老者经常到客店住宿。秦越人感到长桑君不是一个普通人，恭敬热情地接待他，把长桑君的房间打扫得干干净净，收拾得整整齐齐，因此长桑君非常感谢秦越人。长桑君虽已年迈，却仍保持着对医学强烈的求知欲与探索欲。他一住下，房间里便放满了各种各样的药材，还有从民间收集来的一些医简和偏方。长桑君除了接待病人之外，还揣度（duó）药方，或研磨药材，制丹做丸，或整理医书，刻写偏方，乐此不疲。

秦越人非常敬重长桑君，每逢闲暇就去向长桑君请教学习。秦越人对这些医书爱不释手，常常忘了回家。长桑君见秦越人勤奋好学，时不时也拿出一些药草讲解给秦越人听，包括药草的名称、产地、属性、功效、炮（páo）制方法等。对秦越人的提问，他也总是不厌其烦，耐心解答。时间一久，长桑君见秦越人聪颖勤快、才智超人，却礼貌待人，从不骄傲自恃，于是经常把一些诊病方法、治疗技术教授给秦越人。

秦越人长期受长桑君的熏陶与教诲，逐渐懂得了一些治病救人的知识，就更加热爱这项事业。一来二去，长桑君与秦越人交往了十余年，早已成为"忘年交"。长桑君眼见自己年老，又了解秦越人是个值得托付的人，于是将治病的秘方全部传授给他，之后悄然而去，不知所终。

长桑君将医书交给秦越人时，还拿出一些药，告诉他要用没有沾到地面的水服药 30 天。秦越人按照长桑君的嘱咐，天天接露水，按时服药。眼看已是第 30 日，并不觉得自己有何变化。不料，当他服下第 30 剂药后，突然能够清楚地看到隔壁房间的人，再看身边的伙计，体内五脏六腑可见无遗，仿佛透明人一般。秦越人暗自惊奇，却不敢声张。他刻苦攻读长桑君留下的医书，研习秘方，不久便能为乡邻诊治疾病。凭着娴（xián）熟的医术及非凡的双眼，秦越人环游各地，把治病救人、救死扶伤当作自己的责任，终成一代名医。

虽然秦越人向长桑君学医的故事充满传奇色彩，但是从中我们感受到求师学技道路既非常漫长，更离不开良好的道德修养和坚毅的个人品质。在故事中，扁鹊是喝了长桑君的神药之后才能透视人的身体，知道某处脏腑的病变。事实上，扁鹊高超的医术与他精勤不倦的学习、丰富的诊治经验是分不开的。

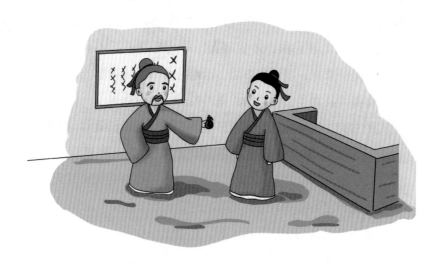

 小讲堂

中医学讲的脏腑包括什么呢？它们分别有什么作用？

脏腑是中医对内脏的总称。根据形态结构和生理功能的不同，分为脏、腑、奇恒之腑三类。

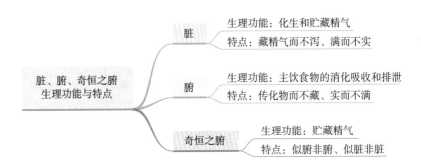

（1）五脏及其生理功能

中医认为，人有五脏，分别是肝、心、脾、肺、肾。五脏的共同生理功能是化生和贮藏精气。五脏的功能既关系到躯体功能，也关系到人的精神思维活动。五脏各有功能，但又彼此联系，共同维持人体生命活动。

五脏的主要生理功能如下：

①肝：有宣畅、条达气机的作用；储藏血液．调节血量；眼睛、筋脉、指甲、眼泪、愤怒的情绪等都与肝有关。

②心：主血，能行血、生血；心藏神，主导人体意识、思维和情感活动；舌头、脉搏、面部、汗液、高兴的情绪等都与心有关。

③脾：运化谷食和水饮，吸收、转输和散布水谷精微；统摄血液；口唇、肌肉、四肢、涎（xián）液、思虑的情绪等都与脾有关。

④肺：主呼吸之气和一身之气的运行；参与全身津液代谢，调节人体水液的分布；调节全身气机，促进血液运行；喉咙、皮肤、毛发、声音、鼻、鼻涕、悲痛忧伤的情绪等都与肺有关。

⑤肾：具有封藏精气的作用，主人体生长发育与生殖；主

脏腑气化，推动气血津液新陈代谢；摄纳清气，保持呼吸的深度，防止呼吸表浅；骨、髓、发、耳、唾液、前后二阴、恐惧的情绪等都与肾有关。

（2）六腑及其生理功能

中医认为，腑指胆、胃、小肠、大肠、膀胱、三焦，合称六腑。六腑生理功能的共同特点是"传化物而不藏"，主食物的消化吸收和排泄。

六腑的主要生理功能如下：

①胆：贮存和排泄胆汁，具有对事物做出判断、决定的功能。

②胃：受纳和腐熟水谷，胃气以降为顺。

③小肠：接受由胃下降的食糜，进行进一步的消化和吸收；将剩下的残渣和水液分别转送到大肠和膀胱，成为大便和小便排出体外。

④大肠：传导糟粕（zāo pò），将粪便经肛门排出体外；二次吸收食物津液，具有燥化作用。

⑤膀胱：汇聚全身津液；贮尿和排尿。

⑥三焦：通行诸气，运行全身津液。

（3）奇恒之腑及其生理功能

中医认为，奇恒之腑包括脑、髓、骨、脉、胆、女子胞。奇恒之腑在生理功能上，具有类似脏的贮藏精气的作用；在形态上与六腑相似，为中空的管腔或囊状器官。其中"胆"既是六腑之一，又归属于奇恒之腑。

奇恒之腑的主要生理功能如下：

①脑：由脑髓汇集而成。主宰生命、精神和感觉运动；记忆、视觉、听觉、嗅觉、言语等功能都与脑有关。

②髓：养脑、充养骨和化生血液。

③骨：贮藏骨髓和支持形体。

④脉：气血运行的通道，把水谷精微运输、布散到周身，滋养脏腑组织器官。

⑤胆：贮存和排泄胆汁，具有对事物做出判断、决定的功能。

⑥女子胞：即子宫，主管月经和孕育胎儿。

中医认为，五脏、六腑、奇恒之腑通过经络与人体其他组织器官相连接，形成一个有机整体。经络是人体气血运行的通道，就像公路网络一样，有主干、分支、大道、小路。"经"就是主干、大道，"络"是分支、小路。它们是维系体表之间、内脏之间，以及体表与内脏之间的纽带。

当然，中医、西医所说的脏腑不是同一个概念。西医说的脏器，是解剖学概念；中医说的脏或腑，不只是一个具体的脏器，还包括了人体某一个或几个脏器系统的生理功能。因此，中医与西医所言之同名脏器不能等同看待。

2. 华佗收徒

华佗（约145—208），字元化，东汉末年著名的医学家，与董奉、张仲景并称为"建安三神医"。他医术全面，精通各科，尤其擅长外科，被尊为"外科之祖"。华佗一生专心研习医术，医技高超，经常外出诊病，救治了众多患者。

有一次，华佗治好了一位穷秀才的重病，分文未取。秀才15岁的儿子对华佗的医术和人品十分敬佩，一心想拜华佗为师，学习医术。可是华佗从来不轻易收徒弟，一直没有答应。秀才的儿子见华佗没有收他为徒的意愿，便趁机当着华佗的面，将华佗为其父亲看病时说的话、开的药方一字不漏地背了出来。华佗听后，非常吃惊，生起了怜悯之心。这时天也黑了，华佗沉思一会儿，对那少年说："你如果能把我想要的东西取来，我就收你为徒。"随即便递给他一张处方。华佗告诉少年："我想要的东西，都在这张药方的七味药物中，你看看吧。"少年接过处方一瞧，看见上面写着一首谜语诗："枳壳防风内红花，熟地不用它半夏，生地当用在车前，夜晚赶路眼不瞎。"少年稍微思索了一下，便从屋内拿来了一个灯笼。原来这谜底正是灯笼，华佗看到少年手中的灯笼很开心，便立刻收他为徒。

这个故事告诉我们，学医的路途是艰辛的，拜师学艺更是不易，不仅要有坚定的心愿、真诚的态度，也要有智慧。

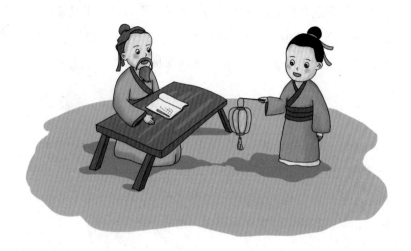

勤动脑

猜猜下列谜语对应的中药名，你能猜对多少呢?

①故乡　　　　②长生不老　　　③病入膏肓

④窈窕淑女　　⑤骨科医生　　　⑥条条道路无阻拦

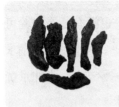

熟地

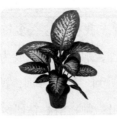

万年青

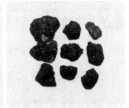

没药

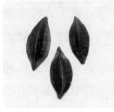

使君子

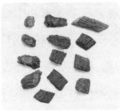

续断

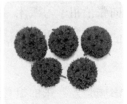

路路通

3. 勤学出名医

张仲景（约150—219），名机，南阳郡涅阳（今河南南阳）人，东汉末年著名医学家，被后世尊称为"医圣""仲师"。相传他曾任长沙太守，世称"张长沙"。张仲景年轻时从《史记》中看到名医扁鹊望人气色便知疾病的故事，由衷敬佩，便暗暗下定决心也要成为一名身怀绝技的医生。

有一次，一位乡民患了伤寒病，请张仲景前去医治。经过两天用药治疗，病情丝毫没有好转，这让张仲景感到束手无策。碰巧，同乡的名医张伯祖外出诊病回来，张仲景便去向他请教。他向张伯祖说了病人的情况后，两人便一同前往诊治，经过用药，患者很快就痊愈了。张仲景赞叹不已，就虚心问道："您的医术太高明啦，请问是通过什么途径学来的呀？"张伯祖听了，笑笑说："我行医这么多年，也没有什么经验可说，就是悟出一个道理，那就是要想成为一个医生，必须勤求古训，博采众方。"听到"勤求古训，博采众方"，张仲景恍然大悟。于是拜张伯祖为师，潜心钻研医术。

从此以后，师徒两人白天一起为民众治病，晚上张仲景便向张伯祖学习医术。寒暑往来，不知不觉 3 年过去了，在老师的指导下，张仲景精心研读《素问》《针经》《难经》《胎胪药录》等医学书籍。平时，他还处处留心观察，搜集了许多民间治病验方。张伯祖看到张仲景如此勤奋好学，心里有说不出的高兴，便把所有的经验和本领都传授给他。得益于老师的传授和自己的努力，张仲景的医术水平有了很大提高。

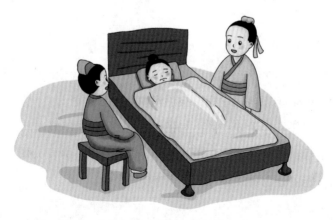

4. 巧治忧疾

从前，一些医生只把医术、秘方传给自己的子孙后人，一般不外传。东汉末年，南阳有一个叫沈槐的名医，已经70多岁了，但是膝下没有子女。他整天惆怅后继无人，于是吃饭没有滋味，睡觉也不踏实，时间一长就积忧成疾了。

沈槐给自己看了病，开了药方，服用多天却没有疗效。当地的医生们也来给沈槐看病，但都没有什么好办法，老先生的病情越来越重。张仲景知道后，就来到沈家，详细了解老人的病情，确诊是忧虑成疾，便开了一个药方：用五谷各一斤，研成杂粮面，和成团，外边涂上朱砂，须一顿全部服下。

沈槐看到张仲景开的药方，不禁觉得好笑。他吩咐家人把五谷杂粮面做成的药丸挂在屋檐下，逢人就指着药丸把张仲景奚落一番。

亲戚闻讯来看望沈槐，他指着药丸对亲戚说："看！这是张仲景给我开的药方。谁见过五谷杂粮能治病的？真是天大的笑话！笑话呀！"说完，在场的人都哈哈大笑。

沈槐的朋友来看望他，他也讥笑道："看！这是张仲景给我开的药方。你们说谁能一顿吃完五斤面？真是滑稽！滑稽呀！"

同行的郎中来看望沈槐，他笑着说："看！这是张仲景给我开的药方。我行医这么久，从来没见过这样开药的，真是可笑！可笑呀！"

就这样，沈槐整日以张仲景开药方的事为乐，之前忧虑的事全部抛在了脑后，不知不觉病就痊愈了。

过了一段时间，张仲景又来拜访沈槐，看过老先生的气色，兴奋地说道："真是一件高兴的事，先生的病竟然痊愈了！学生斗胆班门弄斧，请先生恕罪！"沈槐一听，恍然大悟，心中不由佩服，同时又感到惭愧。张仲景接着说："先生，我们做郎中的，目的都是为民众造福，帮助他们祛病延年。先生虽然没有子女，但是我们这些年轻的郎中都和您有着共同的愿望与目标，从这方面来说，我们不都是您的继承人吗？我们不都是您的子女吗？为何发愁后继无人呢！"

沈槐听了觉得很有道理，十分感动。从那以后，他就把自己的医术全部传授给了张仲景和其他年轻郎中。

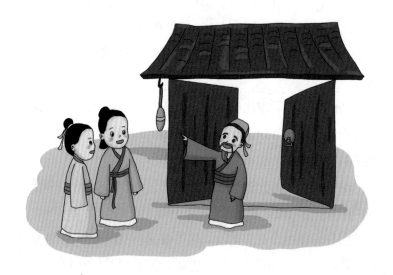

5. 改名拜师

葛可久（1305—1353），名乾孙，平江路（今江苏吴县）人，元代著名医学家。他医术精湛，前来求医的病者络绎不绝，诸多学子也慕名前往求学。于是，就发生了下面的故事。

有一天，葛先生家来了一位年轻后生，但葛先生忙着诊病，并没有察觉到站在他身旁的陌生人。一连好几天，这位年轻后生总是站在案桌旁，安静地看着葛先生诊病。葛先生注意到了年轻人的举动，感觉很奇怪。

一天空闲的时候，葛先生问年轻人："你天天来我医舍，有什么事吗？"年轻后生连忙作揖回答："晚生是来拜师的，希望先生能收留我。"葛先生疑惑地问道："你是从哪里来的呢？"年轻人毕恭毕敬地回答："我是义乌人。"葛先生心想，义乌与苏州相距遥远，千里迢迢来到苏州实属不易，便问道："义乌不是有一位神医朱震亨吗？"年轻人说："是！有个姓朱的医生。"葛先生道："他医术高明，你为什么不去拜他为师呢？"年轻人答道："他的医术没有先生高明。"葛先生听后心中一愣，连忙推辞："那我更不配当你的师父了。"年轻人诚心说道："晚生是慕名而来，一片诚心，恳请先生收留！"葛先生见他诚恳，勉强点头："那就暂且留下试试。"

原来，这位年轻人就是朱震亨。葛先生收他为门生，他为了虚心求教，改名为"朱彦修"。朱彦修在葛先生旁学了3个月，葛先生就发觉这位徒弟与众不同，扫地、擦桌、倒茶，各种家务活他都做，有时候给病人看病，开的药方比自己更缜密。因此，葛先生也很器重他，遇到一些疑难杂症常常叫他一起会诊。

一次，葛先生要出门访友，少则十几天，多则几个月，于是将家里的事都交给了朱彦修，并嘱咐家人要听从朱彦修的吩咐。第二天，葛先生的女儿前来为师兄倒茶，朱彦修发现师妹的面容透露出一丝病色，一般人难以觉察，便叫住她询问："师妹，你最近有什么不舒服吗？"这突如其来的询问，让师妹非常疑惑："没有不舒服，看，我不是好好的吗？"朱彦修急忙为师妹切脉，又察看舌象，沉思许久："你没有感觉，是因为病邪还在肌表，如果不及时治疗，病邪入里，必定损害脏腑，到时便很难治疗。我开张处方，你照方抓药服用。"葛先生的女儿常听父亲夸奖师兄医术高明，于是就按方服药。没想到 3 天后，好端端的手臂却发肿变成了紫褐色，后来又化脓，脓血流了 3 天。但经过朱彦修的精心诊治与调理，过了半个月就痊愈了。

葛先生外出回家后，看见女儿非常惊讶，问道："你的病是怎么好的？"朱彦修忙交代了给师妹治病的经过。原来葛先生早已发现女儿得了不治之症，苦于自己没有医治女儿疾病的良方，便借外出访友的理由求方寻药，没想到朱彦修竟然将女儿的疾病治好了。

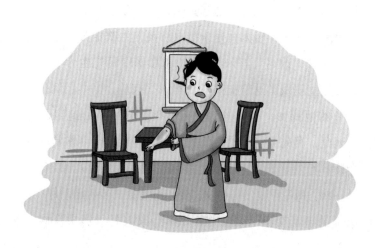

此后，葛先生将自己的医术毫无保留地传授给朱彦修。朱彦修学成之后，向葛先生告别回乡，这时他说出自己就是朱震亨，葛先生这才如梦初醒。

6. 求师深造

叶天士（1666—1745），名桂，江苏吴县人，清代著名医学家，"温病四大家"之一。他医术高明，断病如神，随着名气越来越大，前来求诊的患者也一天比一天多。

有一天，江西一个做木材生意的商人来到吴县。这位商人患病多年，面黄肌瘦，每日干咳不止，听说叶天士医术高明，便前来求治。叶天士见到商人，连脉都没有切，就对他说："你快点回家吧！回去快了，还能见上亲人一面，回去慢了，可能就要死在路上。"江西商人一听，连忙恳求叶天士为自己看病，开一些药方。但是叶天士一口回绝，信誓旦旦地说，这种病现在吃药已经没用了，自己诊断出来的不治之症，世上不会有人能治好，若是有人能治好，让这人把自己医舍的招牌砸了都行。听到医生话已说绝，江西商人马上回到商行，赶紧把木材卖掉，想尽快乘船回乡，以便有时间在各个停靠的码头游玩一下，也算是散散心。

商人来到了镇江金山寺，吃过一顿素斋（zhāi），便在老和尚拿来的化缘簿上写了一千两功德钱，写完后长长地叹了一口气。老和尚以为客人写多了银两，就笑着说："施主，您要是不小心写多了，可以随时更改，不碍事的。"商人苦笑道："我倒不是因为钱写多了，而是叹息自己将不久于人世。"老和尚忙问："这是为什么？"商人说："我身患重病，已经快不行了，连苏州名医叶天士都回绝了我。"老和尚详细问了商人的患病经过，又替他把过脉，然后摇摇头说："叶天士果然名不虚传，你得的是绝症啊！"老和尚的话像是雪上加霜，商人更加笃定自己必死无疑。老和尚看到他面带惆怅，安慰道："不过还有一线生机。"商人一听，连忙追问有什么好办法。老和尚不急不缓地说道："现在正是生梨上市的时节，你去采办一船生梨，每天睡在梨上，嘴干就吃梨，肚子饿了也吃梨，一船梨吃到江西也就差不多了。然后服药调治，可能会有转机。"说完就开了一张药方，叫他回家后服用。

江西商人半信半疑，心想死马当活马医，便按照老和尚的指点做了。

一年后，一群人来到叶天士医馆门口，领头的指挥众人要把叶天士的招牌砸了。叶天士急忙赶出来，对那人深施一礼，说："客人，我与你素不相识，为什么你无缘无故要砸我的招牌？"那人操着一口外乡口音："你不认得我了？我是江西商人，去年找你看过病，你说我会死在回家的路上，要是病能治好就可以把你的招牌砸了，有这话没有？"这时，叶天士才想起一年前的事来，只见眼前的商客红光满面，精力充沛，不由十分诧异，说道："招牌你尽管砸，不过，你能把治病经过给我讲讲吗？"商人就把治病的经过告诉了叶天士。叶天士听后，暗暗佩服，连忙向商客赔礼道歉，随后自己到镇江金山寺寻老和尚去了。

叶天士来到金山寺，没有说出自己的真实姓名，只是想方设法接近老和尚，有人请老和尚看病，叶天士便抢着给老和尚背药箱，老和尚给人治病，他就在旁边细心察看。他见老和尚开药方不方便，就代老和尚写药方。三年过去了，叶天士慢慢得到了老和尚的信任，有些病人来求诊问药，老和尚就放手让他代看了。

一天，山下有个人肚子痛，来找老和尚看病。恰巧老和尚不在，叶天士就详细询问病情，然后开了一张处方，里面写有砒霜二钱，让病人拿回家取药。这人走到半山腰，遇到老和尚，便拿出药方，问药开得是不是对症。老和尚一看便明白了，在药方上添了一笔，把二钱改成了三钱。老和尚回到寺里就走到叶天士面前，问道："你是叶天士？"叶天士不由一呆，说："师傅您是怎么知道的？"老和尚说："除了叶天士，没有人敢用砒霜入药。"叶天士不敢再隐瞒，一面向老和尚告罪，一面将自己学医的用意说出。老和尚听后十分感动，便说："我看到药方就知道是你，但你的胆子还是太小了一点，这位病人中毒较深，你开的药方太轻，照你的药方服用会让病人多痛一夜。"叶天士一听很有道理，想去追病人更改药方。老和尚说："我已经给他改成三钱了。"

后来，叶天士拜别老和尚，回到了家乡行医，医术又提升了一大步。从此之后，叶天士只要听说某位医生善治某种病症，就千方百计去做弟子，据说他一生正式拜过17位名医为师。

如今，苏州有一句俗语："叶天士也要背三年药箱。"就是告诫人们即使有了本事也要虚心学习、精益求精。

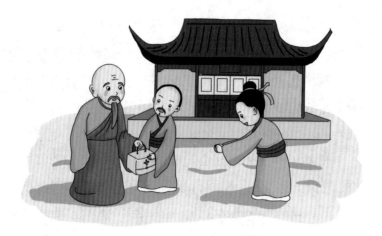

 我爱探究

生梨是什么味道呢?

梨,是梨树的果实。孙思邈《备急千金要方》记载,梨味甘,微酸,性凉,可入药方治疗多种疾病。如梨乳膏治疗干咳、虚咳;梨浆饮治疗潮热、积热、疟热及脾积寒热;梨膏清肺热,润肺燥,生津降火。

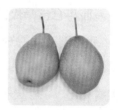

二、妙手回春

我国历史上的众多名医不但技术精湛，而且品德高尚。他们救死扶伤，屡起沉疴，医名永久流传，医风广为传布。

1. 起死回生——扁鹊

战国名医扁鹊医术精湛，将诊断疾病的经验加以总结，提出"四诊"法，即望、闻、问、切。扁鹊为了治病救人，不辞辛苦，跑遍了齐、赵、魏、秦等国。

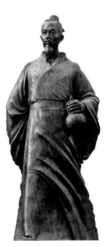

扁鹊雕像

有一次，扁鹊路过虢（guó）国（今河南陕县东南），听说虢国太子突然死了。他从太子侍从官那儿了解到太子发病的经过和死后尸体的情况，便对侍从官说："太子应该没有真的死，也许还可以救活。"这位正在给太子办丧事的侍从官认为扁鹊在说大话，并不相信他。

经过扁鹊的再三说服，侍从官才把扁鹊的意见转告给虢国君王。虢君十分惊喜，急忙请扁鹊替太子诊治。扁鹊来到太子身边后，先是仔细察看太子的面色；再将耳朵贴近太子的鼻子去听，发现还有若断若续的气息；又用手摸太子的大腿根，也还有点热气；最后诊察太子的脉象，也还有脉搏，只不过跳得有点乱。扁鹊很有把握地对虢君说："太子得了'尸厥（jué）'

（类似休克昏迷），是可以救治的。"

扁鹊让弟子磨好针石，在太子的头顶、胸部和手脚部的一些穴位进行针灸。果不其然，虢国太子苏醒过来了。接着，扁鹊让弟子在太子两腋下轮流热敷。过一了会儿，太子就能坐起来了。然后，扁鹊又开了20天的汤药让太子连续服用，服药后太子完全康复了。人们都连声称赞："扁鹊真是一位具有起死回生本领的神医！"可是扁鹊却说："哪里是我把死去的太子救活了呢！而是太子本来就没有死，我只不过是把生命垂危的太子治好了而已。"

扁鹊从此名扬天下，并且医术非常全面。他来到邯郸，听说那里的人尊重妇女，就做了一名妇科医生；来到洛阳，听说本地人非常尊重老人，他就做了一名老年病科医生；他来到咸阳，听说秦国人爱孩子，就做了儿科医生。他常随着各地风俗不同而改变自己行医的身份。

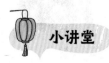

小讲堂

中医四诊——望、闻、问、切

中医诊法，是调查了解病情的基本方法，主要包括望、闻、问、切四项内容，简称"四诊"。

望诊，是医生运用视觉，观察病人全身和局部的情况。闻诊，是听病人的声音和嗅病人排泄物等气味的变化。问诊，是询问病人或病人家属关于疾病发生、发展的经过，现在的症状及其他与疾病有关的情况。切诊，是切按病人的脉搏和触按病人的皮肤、脘腹、手足等观其变化，以了解疾病。人体是一个有机的整体，局部的病变可以影响全身，内脏的病变可以反映到体表。

朱震亨《丹溪心法》说："欲知其内者，当以观乎外；诊于外者，斯以知其内。盖有诸内者形诸外。"医生通过望、闻、问、切四诊，将收集到的病人各个方面的情况（如病史、症状、体征等）进行分析、归纳，从而找出疾病的原因、性质及内部联系，为辨证论治提供依据，所以"四诊"是辨证论治过程中不可缺少的一环。

望、闻、问、切各有其特定的作用，但又相互联系、相互补充、相互参合，不可分割。临床运用时，这四种诊法必须有机地结合起来，四诊合参，才能做出全面、正确的判断。如果"四诊"不全，便得不到全面、详细的资料，就会导致诊断具有片面性，甚至发生错误。

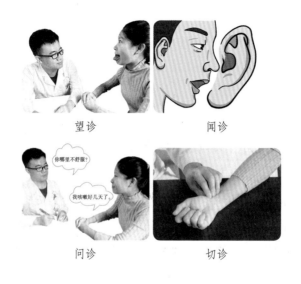

望诊　　　　　　　　　　闻诊

问诊　　　　　　　　　　切诊

2. 麻醉药的使用——华佗

"刮骨疗毒"的故事出自《三国志·蜀书·关羽传》。"刮骨疗毒"故事的主人公是关羽，但医生未知其名。历史小说《三国演义》演化成名医华佗为关羽刮骨疗毒。《三国志·魏书·华佗传》这样介绍华佗通过手术治疗疾病的神奇医术："若病结积在内，针药所不能及，当须刳割者，便饮其麻沸散，须臾便如醉死无所知，因破取。"麻肺散，又称"麻沸汤"，由华佗发明创制，是目前发现的世界上最早的手术麻醉药。关于麻沸散的发明，还有一个小故事。

有一天，前来找华佗诊治的病人太多了，华佗诊治完病人感到精疲力竭，为了解除疲劳，他就饮了些酒。可能是因为过于劳累，再加上空腹饮酒，所以才饮了几杯就酩酊（mǐng dǐng）大醉，不省人事，任由别人呼叫、拍打都没有反应，像是死了一样。他的家人吓坏了，摸他的脉，却发现脉搏正常，这才知道他是喝醉了。约过了两个时辰，华佗醒了过来，家人告诉他喝醉的事情。华佗听后大为惊奇，心想：为什么打我的时候我并不知道呢？难道醉酒能使人失去知觉吗？

为了探求答案，华佗做了多次尝试，终于知道酒有麻醉作用。于是，在给病人做手术时，华佗就给病人喝酒来减轻痛苦。但是有的手术刀口大，疼痛剧烈，仅用酒来麻醉病人并不能忍受，该怎么办呢？

后来华佗行医时又遇到一个奇怪的病人：牙关紧闭，口吐白沫，手指握拳，躺在床上一动不动，呼叫、拍打、针刺全无知觉。华佗上前查看他的神态，按他的脉搏，摸他的额头，一切都正常。他向患者家人询问病情，患者家人说："平时他身体非常健壮，什么病都没有，只是今天误吃了几朵臭麻子花（又名洋金花），才有这样的表现。"华佗连忙说道："快把臭麻子花拿来给我看看。"患者家人把一颗连花带果的臭麻子花送到华佗面前，华佗接过看了看，闻了闻，又摘下一朵花放在嘴里尝了尝，顿时感觉头晕目眩，满嘴发麻，感叹道："好大的毒性呀！"最后，华佗用清凉解毒的办法治愈了患者，临走时只向患者要了一捆连花带果的臭麻子花。

回家后，华佗对臭麻子花进行反复多次试验，发现它的麻醉效果很好。经过多次不同配方的炮制，麻醉药终于试制成功了。然后，他又把麻醉药制成药酒，发现麻醉效果更好。于是，华佗给它起了个名字——麻沸散。

西医学使用麻醉药的最早记录是 19 世纪 40 年代，而我国华佗在 2 世纪就已经发明了麻醉药，并使用麻醉药进行剖腹手术，可见中医外科手术使用麻醉药的历史至少比西方早 1600 年。

3. 预言成真——张仲景

南阳名医张仲景，从小才思敏捷，博览群书，潜心医道。他的一个同乡非常赏识他的学识，对他说："你善于深入思考，以后肯定会成为一名优秀的医生。"果不其然，多年以后，张仲景医术精湛，具有能够断定人生死的水平。

有一天，张仲景外出巧遇青年文学家王

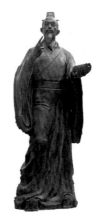

张仲景雕像

粲。他看了王粲的面容后，对王粲说："你现在已经患病了，而且病得不轻，应该及早治疗，不然到 40 岁的时候，你的眉毛将会脱落，再过不久就会死去。如果你现在服用我的五石散进行治疗，就能药到病除。"那一年，王粲才 20 岁左右，正值青年，而且自己丝毫没有觉察身体有任何不舒服，心中略感不悦，觉得张仲景只是危言耸听。虽然表面上拿了张仲景的药方，但事后并没有抓药服用。

过了一些时日，张仲景又见到了王粲。透过王粲的面色和气色，张仲景看出他没有服药，但还是很关切地询问他服药情况，王粲谎称自己已经服过药。张仲景摇摇头说："你的气色看起来不像是已经服过药的样子。你为什么要讳疾忌医，这么轻视自己的生命呢？"王粲仍然不相信张仲景的关心之辞，一言不发，心中更加不高兴，便辞别而去。

一转眼 20 年过去了，王粲 40 岁时，果真如张仲景所言，眉毛全部脱落，又过半年就死去了。

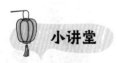 **小讲堂**

中医学的"气"

中医学认为，气是维持人体生命活动的物质基础。人体的气来源于父母的先天之精、后天水谷之气（即饮食内的营养物质）和大自然的清气。气的生成，与肺、脾、肾三脏有密切联系。气的运动变化及其能量转化过程称为"气化"。气化运动是生命的基本特征，没有气化就没有生命。

4. 灸治赘瘤——鲍姑

鲍姑（约309—343），名潜光，晋代女医药学家。她的父亲鲍靓曾任南海太守，师事阴长生真人，学得炼丹之术。鲍姑自幼耳濡目染，后来跟随丈夫葛洪在广东罗浮山一带行医炼丹。鲍姑精通灸法，是我国历史上第一位女灸学家。她灵活运用灸法，就地取材，用岭南地区盛产的红脚艾进行灸治，取得了很好的疗效，尤其以善治赘瘤而闻名于世。

传说有一天，鲍姑在行医采药回家途中，看见一位年轻姑娘在河边流泪。鲍姑上前一看，见姑娘脸上长了许多黑褐色的赘瘤，十分难看。姑娘告诉鲍姑，由于脸上长了赘瘤，乡亲们都歧视她，也无法找到愿意迎娶自己的男人，因此伤心不已，顾影自泣。鲍姑得知缘由后，从药囊中取出红脚艾，搓成艾绒，用火点燃，轻轻地在姑娘脸上熏灼。不久，姑娘脸上的赘瘤全部脱落，看不到一点疤痕，变成了一个容貌美丽的少女。她千恩万谢，欢喜而去。

据说鲍姑升仙后，常常化身为凡人到人间游历。有一次，她化身为一位乞食的老婆婆，因不小心打碎了他人的酒坛，无力赔偿而惨遭殴打。这时，一个名叫崔炜的年轻人挺身而出，替鲍姑解决了眼前的困境。鲍姑十分感激，对崔炜说："感谢你帮我解了围。我擅长用灸法治疗赘瘤，现在我送一些艾蒿给你，今后你遇到这类疾病，只需要灸一炷，就能痊愈。"不久，崔炜遇到一位老僧，耳朵上长了一个赘瘤，他拿出艾蒿一试，果真如鲍姑所说的那样，只灸了一炷，老僧的赘瘤就完全消失了。

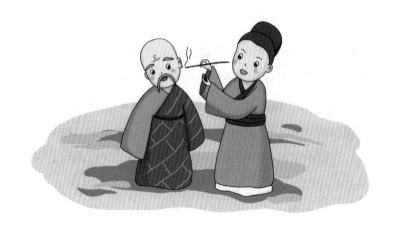

鲍姑的灸术传了许多代人，后人将红脚艾称为"鲍姑艾"。直至明清两代，还有人不辞艰辛，到岭南乞取鲍姑艾。岭南民众为了纪念鲍姑对医学事业的重大贡献，在广州越秀山下三元宫内修建了鲍姑祠，以示纪念。

5. 针治赘瘤——狄仁杰

狄仁杰（630—700），字怀英，晋阳（今山西太原）人，唐朝宰相，杰出政治家。他深受百姓拥护，被尊称为"狄公"。实际上，狄仁杰不仅是一位良臣，还是一名良医，擅长针灸之术。唐人薛用弱所撰《集异记》有狄仁杰针刺治疗鼻赘的记载。

唐显庆年间，狄仁杰进京应试，路过华州时，看到一大群人聚在一起，不知道发生了什么事。他挤进人群，近前一看，原来是一个十四五岁的少年，鼻端生了一个拳头大的赘瘤。由于瘤与鼻之间只有一根细筋相连，导致整个面部都被牵扯得变了形，患者痛苦难以形容，目不忍睹。

　　狄仁杰询问详情后，得知少年的父母为了给孩子治病，请了很多医生，但都没有治好。万般无奈之下，少年的父母只好在路边张榜寻医，并许诺谁能治好自己儿子的鼻赘，就赠送千匹绢布作为酬金。狄仁杰听后非常感慨，告诉少年的父母，自己愿意尝试一下。他从行囊中取出随身携带的银针，让人扶起生病的孩子，在脑后的一个穴位针刺，进针约一寸，不停地捻（niǎn）转提插，询问患者胀麻感是否达到赘瘤之处。当孩子点头时，狄仁杰立即出针，说来奇怪，银针刚一拔出，那赘瘤竟自行脱落了，患者没有感到一点痛苦，面容也恢复了正常。

　　围观的群众见此无不交口称赞："神医！神医！真乃华佗在世。"少年的父母跪拜在狄仁杰面前，并将千匹绢布赠送给他，但被婉拒。狄仁杰对少年的父母说："我治好了你的孩子，是医生的职责，并不是为了钱财。"说完，便告别了病家，继续赶路进京应考。

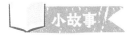

《刘涓子鬼遗方》的传说

　　刘涓子（约370—450），京口（今江苏镇江）人，南北朝名医。他医术精湛，尤其擅长治疗外科疾病。明代徐春甫《古今医统大全》记载了刘涓子的故事。

　　相传有一天，刘涓子在丹阳郊外狩猎，见到一个很大的东西，高约两丈，就朝它射箭并准确命中。这个巨大的物体行走像闪电一样，声音如同风雨，迅速逃离了。由于天色渐晚，刘涓子怕有危险，不敢去追。

第二日清晨，刘涓子率领众人沿着前一天晚上的踪迹追寻。来到一座山下，看见一个孩子提着瓦罐，便问孩子要到哪里去。小孩说："我家主人昨天受了刘涓子的箭伤，现在我要去取水，让主人清洗伤口。"刘涓子追问小孩的主人是谁，小孩回答"黄父鬼"。于是刘涓子等人悄悄尾随在小孩身后，来到了一处山洞附近，听到洞内传来捣药的声音，又隐约看见三个人，一人躺着，一人看书，一人捣药。刘涓子等人齐声呼喊着向内冲去。洞中三人听到声音，一起逃走了，只留下一本治疗痈疽的医书、一个药臼（jiù），还有未捣完的药。后来，刘涓子跟随南朝宋武帝北征，凡遇军中有人患金创病，便用这种药外敷，很快就痊愈了。于是，这本书就被称为《刘涓子鬼遗方》，又名《痈疽方》。

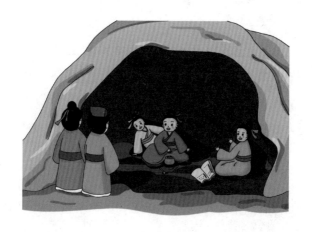

据《隋书·经籍志》所载，《刘涓子鬼遗方》原书共 10 卷，如今只留下了 5 卷，经龚庆宣整理后，才是今天所见到的《刘涓子鬼遗方》。该书详细叙述了痈疽的鉴别和辨证治疗经验，还有部分金疮、瘀血、外伤治疗医方，是我国现存最早的外科学专著。

6. 导尿术的发明——孙思邈

孙思邈（约 581—682），京兆华原（今陕西铜川耀州区）人，唐代杰出医药学家，被称为"药王"，深受人们的爱戴和敬仰。

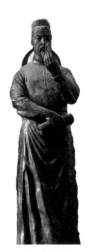

孙思邈雕像

孙思邈自幼家贫，体弱多病。家里为了给他治病，几乎花光了所有钱财。他还经常看到乡人因贫困治不起病而绝望死去的景象，非常悲痛，于是立志成为一名救死扶伤的医生。

经过艰苦学习和不懈努力，孙思邈终于成为了一名学识渊博、医术高超的医生。他的名声很快传到了京城，隋文帝听闻，想要召他入京行医，被孙思邈推辞了。后来唐太宗又召他入宫做官、唐高宗邀请他做谏议大夫，都被孙思邈回绝了。因为他一直心系贫穷百姓的疾苦，希望能够为老百姓治病。

面对病人，孙思邈把他们看作自己的亲人，对于他们的痛苦感同身受。不管出诊的路途有多艰难，天气多么恶劣，他总是能尽快赶到病人面前，及时救治。孙思邈说："救活一条命多么重要！人的生命只有一次，死去就不能复生，比黄金要贵重得多。黄金可以慢慢挣，人的生命却千金难买！"

有一天，孙思邈正在给求诊的患者讲解药物知识，忽然人群外传来来了一阵叫嚷声："大家快让一下，有病人来了！"接着几个人抬进来一个满头大汗、愁容满面的病人，他艰难地说道："医生，您快给我看看，我已经好几天没有小便，肚子都快胀破了，快救救我吧！"孙思邈听后思索：尿不能排出来，可能是因为出口不通畅；尿脬（pāo）盛不下那么多尿，吃药恐怕来不及了，如果从尿道插进去一根管子，或许能把尿导引出来。但是到哪里去找一根细软的管子呢？最后他灵机一动，找了一根葱管插进去，病人的尿果然顺着葱管流了出来，鼓胀的肚子也慢慢消退了。这便是导尿术的由来。

有一次，一个腿疼的患者前来求医，孙思邈先给他开了汤药，服用后没有效果，就决定为他针灸。但是一连扎了好几个穴位，疼痛也没有缓解。孙思邈想，除了古人已经发现的穴位，难道就没有其他穴位了吗？他决定开始寻找新穴位。他一边用手在病人身体各处轻轻掐按，一边询问病人的感觉。当他按住一处，病人发出"啊……就是这儿痛"的叫喊声，当即在这个部位施针，病人的疼痛立刻消失了。由于医书上对这个穴位没有记载，于是孙思邈根据病人说的"啊……是"，把这个穴位定名为"阿是穴"。阿是穴没有固定的位置，哪里疼痛，就在哪里进行针刺，这又是孙思邈的一大创造。

孙思邈在医药领域做出了许多杰出的贡献，他系统地收集整理了 6 500 多个药方，编撰了《备急千金要方》和《千金翼方》等著名医书。

7. 儿科圣手——钱乙

钱乙（约1032—1113），字仲阳，郓（yùn）州（今山东东平）人，北宋著名儿科学家。

钱乙3岁时，母亲不幸去世；他的父亲钱颖也是一位医生，擅长针灸，但嗜好饮酒游玩，在一次外出游玩后，便音信全无，不知去向。幸运的是，钱乙的姑母嫁给了一位姓吕的医生，姑父念他可怜，将他收为养子。钱乙便跟随姑父研习医学。

由于儿童的表达能力较差，因此儿科在古代被称为"哑科"。钱乙擅长治疗儿科疾病，临床经验丰富。宋神宗元丰年间，皇帝妹妹的女儿患病，钱乙为其诊治，很快就治好了她的病。又一年，宋神宗的儿子患了瘛疭（chì zòng）病，情况危急，宫廷御医束手无策。宋神宗的妹妹推荐钱乙前来诊治，说他医术高超、方法独特，可能会有办法。宋神宗听后，立即召钱乙入宫，但又对他怀有疑虑，心想连御医都没有办法治疗，一个民间医生又能高明到哪里去。当看见钱乙开的药方名为"黄土汤"，宋神宗更加怀疑，指着上面一味药问道："黄土？难道黄土也能入药？"钱乙说道："正是灶心黄土这味药，万万不可少，若不能治好太子的病，我甘愿受罚。"宋神宗见钱乙如此自信，只好让他一试。皇太子服下一剂药后，很快就停止了抽搐，接着又服用几剂，便奇迹般痊愈了。宋神宗非常高兴，对钱乙的医术赞不绝口，并任命他为太医丞。从此之后，钱乙声名远播，前来求诊的病人络绎不绝。

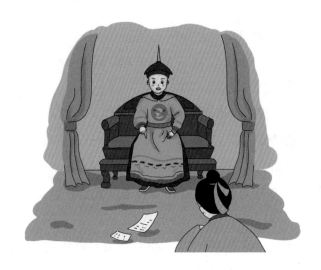

　　钱乙医学著作颇多，主要有《伤寒论指微》五卷、《婴孺论》百篇、《小儿药证直诀》三卷。《小儿药证直诀》是由钱乙的学生阎季忠对老师的医学理论、医案和验方加以整理编撰而成。这部书是我国现存最早的儿科学专著，对中医儿科的发展产生了深远影响。钱乙被后世尊为"儿科之圣""幼科之鼻祖"。

8. 安常神针——庞安时

　　在北宋，与钱乙同时代的还有一位名医，名叫庞安时。

　　庞安时（约1042—1099），字安常，自号蕲水道人，蕲水（今湖北浠水）人。宋代文学家苏东坡、黄庭坚、张耒都对庞安时的医学事迹有所记载，评价较高。如苏东坡评价他"精于伤寒，妙得长沙（指汉代名医张仲景，曾任长沙太守）遗旨"。

　　有一年，舒州桐城县（今安徽桐城）有个孕妇临产，过了7天，孩子仍未生出来。前来诊治的医生使用了各种办法都不见效，认为不可治，劝告家属尽早准备后事。躺在床上的产妇非常痛苦，奄奄一息，家人见此情景，十分难受，但是又不愿放弃最后一丝希望。他们请来名医李百泉给产妇诊治，但李医生也没有良策。恰巧李百泉是庞安时的学生，他便急忙邀请老师前来诊视。庞安时到了患者家里，见到孕妇就肯定地说这不是死症。他让家属端来热水，用热毛巾敷在产妇的腰腹部，然后给孕妇上下按摩，并在腹部施针。突然间产妇感觉腹部微微疼痛，在呻吟声中生下了一个男婴。

在场的人都十分惊讶，好奇地向庞安时询问其中缘由。庞安时解释说："我触诊孕妇的腹部时，感觉到婴儿已经从胞衣中出来了，不过他的手似乎不小心抓住了某个东西，所以这不是药物、符咒可以解决的问题。我刚才看似在按摩，实际上是寻找产妇腹内婴儿的手，并用针刺他的虎口部位，他手一痛随即就放开了，并没有什么特别的法术。"听完解释，家人抱起婴儿查看，真的看到婴儿虎口处还留有针痕，都由衷赞叹庞安时的医术精湛。

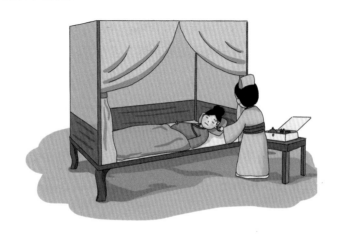

9. 不辞而别——张锐

对病人负责，把病人的痛苦当作自己的痛苦，不重视金钱名利，是历代医家信奉的准则。宋朝洪迈撰写的《夷坚志》记载了一位对病人高度负责的好医生——张锐。

张锐，字子刚，曾任甘肃团练使，南宋医学家，因医术高明而闻名于世。张锐寄居在河南郑州时，恰逢京城官员慕容彦逢的母亲突发急病，便派人去郑州请张锐前来诊治。当张锐赶到京城时，病人已经去世了。当时正值六月暑热天气，死者很快就要被装棺入殓。张锐提出要看一眼死者。这时，慕容彦逢既伤心母亲病逝，又怀疑张锐是想要钱，便拒绝他的要求，对张锐说："你的往来路费，我会全部补偿给你，不必再劳烦先生察看了。"张锐解释道："伤寒病人，有看似死去一昼夜又能复活的，我既然来了，怎么能不瞧一眼呢？"慕容彦逢无法推辞，只好请张锐到屋内去察看。张锐撩开死者的面纱仔细观察，询问身边检验死伤的差役："你见过夏天死亡的人，面色红赤吗？"差役回答："没有见过。"张锐说："此人是因汗液闭塞体内，不能发汗而导致的昏厥，并没有死亡，幸亏还没有入殓。"于是，张锐将药煎好给病人灌服，叮嘱家人注意守候护理，如果半夜病人出现大腹泻，那么就能苏醒了。到了半夜，守候在患者身边的人果然听见呼呼之声，到床前一看，只见床褥上都是病人排出的污秽（huì）之物。全家人异常惊喜，急忙来到屋外张锐住所，敲门告知此事。但是张锐却说："我今天身体劳累困乏，不能起床，也没有必要起来去看。明天才能给病人开药方。"

第二天，天刚放亮，张锐并没有与慕容彦逢打招呼，便悄悄起身返程了。慕容彦逢急忙来到张锐住所，只见桌上留下了一帖平胃散处方。于是让母亲照方服用，不出几天病就好了。

张锐的"不辞而别"是他轻视钱财、积极救治危重病人的高尚医德的具体体现，同时也是对慕容彦逢持怀疑态度的无言回答。

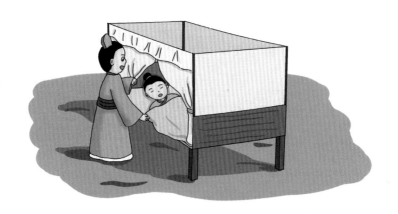

10. 一针救两命——喻嘉言

喻嘉言（1585—1664），本名喻昌，南昌府新建（今江西新建）人。因新建古称西昌，故晚号西昌老人，明末清初著名医学家。

喻嘉言四处行医，留下不少传说。在他生活的城市北边，保留了一些破旧的房屋，因无人居住，当地民众大多在这里停放棺材。有一天，喻嘉言经过此地，看见一口新停放的棺材有鲜血从底缝滴出。他吃惊地询问当地邻里棺材里装着何人。邻里说:"刚才某某的妻子死了,把棺材放在这里。"喻嘉言听闻,便急忙找到其丈夫,告诉他说:"你的妻子并没有死。人死之后,血色都是暗黑的,只有活人的血色才是鲜红的。我看见你妻子棺底流出的血是鲜红色的,赶快开棺救人!"原来这位妇人由于临产失血过多,昏迷了一天一夜,她的丈夫认为妻子已经死亡,就把她殡殓起来。听到喻嘉言这样一说,男子赶紧打开棺材。喻嘉言紧急察看妇人的脉象,果然还有脉息,于是就在妇人胸口处扎了一针,针还没有拔出来,就听到婴儿呱呱的哭声,孩子顺利生下来了,妇人也因此得救了。

喻嘉言以产妇棺底滴出鲜血为依据,断生死于瞬间,毅然开棺救人,一针救两条人命,展示出大医的惊人胆识和精湛技艺。

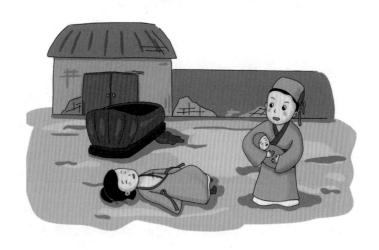

11. 螃蟹解漆毒——崔默庵

崔默庵，清代名医。他医技超群，治病总能取得神奇疗效。晚清医学家陆以湉（tián）编撰的《冷庐医话》记载了一则崔默庵巧治油漆过敏的医案。

有一位年轻人，新婚不久就突发痘疹，全身肿胀，头面部肿胀尤为严重。面对此症，其他医生用尽办法，却未见疗效。家人请来崔默庵为年轻人诊治。崔默庵治病有一个习惯：如果不知道病因，就会连续几天仔细观察病人，反复思考和诊视，一定要找出病因才开始治疗。但是几天下来，这位年轻人脉象平和，不像有病之脉。崔默庵一时间找不到病因，十分困惑。

由于崔默庵坐轿子远道而来，腹中饥饿，因此就坐在病人的床榻前进食。这时只见病人用手指撑开肿胀的眼皮，看着他吃饭。崔默庵感到奇怪，便问他："想吃饭吗？"病人轻声回答："很想吃，可是医生告诉我不能吃东西。"崔默庵喃喃自语："这种病对饮食有什么妨碍？"于是就让病人进食。看着病人大口吃饭的样子，他对病人生病的原因就更加困惑了。

与患者相处的时间久了，崔默庵发现病人卧室的床榻、桌椅都散发着一股刺鼻的油漆味，猛然醒悟过来，突然知道了病因。他让病人搬到别的房间，然后将几斤生螃蟹捣碎，涂满病人的身体。仅过了一两天，患者全身水肿消失，痘疹也发出来了，治疗过程非常顺利。原来病人是对油漆过敏而导致的全身水肿，螃蟹正好可以解漆毒，但是其他医生都不明白其中原委。

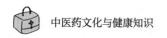

这则故事告诉我们，医生诊病必须周到、细致，用心观察，只有找到真正的病因，才能收到良好的治疗效果。

12. 妙治霍乱——王士雄

说到治疗传染病，不得不提一位医学家，即清代"温病四大家"之一的王士雄。

王士雄（1808—1866），字孟英，对温病学说的发展做出了巨大贡献，尤以擅治霍乱而闻名。霍乱是一种因感染霍乱弧菌引起的烈性肠道传染病。19世纪是世界霍乱大暴发和大流行时期，当时霍乱在我国江浙一带多次暴发，死伤众多。王士雄的生活也深受霍乱的影响，他的小女儿和同窗好友都因霍乱而亡。精神的伤痛加上医生的职责，促使他认真研究此病。经过深入思考和长期的临床实践，王士雄终于找到了诊治霍乱的方法。他将霍乱分为寒霍乱、热霍乱两种，寒霍乱使用藿香正气丸、理中汤等医方，热霍乱则使用他发明的方药"蚕矢汤"。

关于蚕矢汤的创制，还有一个小故事。霍乱病人以上吐下泻为主要症状，并引起严重脱水等并发症，这是导致病人死亡的重要原因。西医学治疗霍乱的关键也是及时补充水分，因此静脉补液必不可少。但是王士雄所处的时代并没有静脉输液技术，只能通过口服给水给药。这样问题就来了，病人严重呕吐，任何东西入口即吐，根本没有办法喝水吃药。因此要救治霍乱病人，首先要解决的就是如何补充水分和服用药物的问题。

　　王士雄根据中医古籍记载的"以秽治秽"原理，创造性地使用动物粪便入药，发明了"鸡屎白散"，就是用鸡屎煮水给患者喝。说来也奇怪，这剂正常人听见就想作呕的汤药，患者竟然能一口喝下去却没有呕吐。使用这种方法，很快身体内的水分就得到了补充，其他药物也能顺利服下。王士雄用类似的办法，救治了很多病人。后来他不用鸡屎，改用蚕屎，再配合一些中药，组成"蚕矢汤"，成为治疗霍乱的特效方。

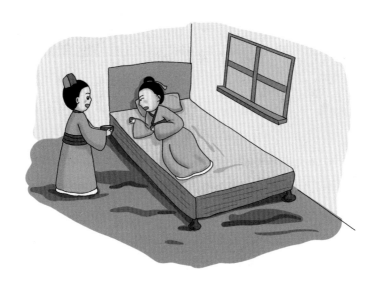

　　后来，王士雄将自己的诊治经验著成《霍乱论》一书，成为当时治疗霍乱的权威指导用书。这本书也是中医学第一本系统研究传染病的专著，比西医学的同类著作早了许多年。

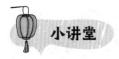

《温病条辨》

《温病条辨》是清代医学家吴瑭的
传世之作，被后世誉为"温病之津梁"。

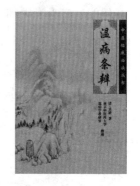

吴瑭（1758—1836），字鞠通，江
苏淮阴人，"温病四大家"之一。他19
岁时父亲因病去世，心中悲痛，发出
"父病不知医，尚复何颜立天地间"的
感慨，认为身为人子而不懂得医术就无
法尽孝道，于是立志学医。有一年，他的侄儿得了喉疾，延请
大夫医治，大夫用冰硼（péng）散吹喉，疾病不但没有好转，
反而更加严重了。后来又陆续请了几位大夫，被胡乱医治一
番，他的侄儿竟然犯黄疸（dǎn）病死了。当时，吴鞠通学医
未精，亲人被病魔夺走生命而束手无策，痛定思痛，更加坚定
了他学医的决心。他发奋读书，潜心钻研医术。机缘巧合之
下，吴鞠通参加了《四库全书》的抄写和校验，有幸研读明末
温病学家吴又可的《温疫论》，从中受到很大启发。

清乾隆五十八年（1793年），京城暴发瘟疫，许多百姓不
幸染疫丧命。当时，很多医生误将瘟疫当作伤寒进行诊治，非
但没有疗效，患者病情反而更加严重。而吴鞠通运用治疗温病
的方法，治愈了很多命悬一线的患者，从此名声大振。此
后，他广泛汲取前人治疗温病的经验，尤其是继承清代名医叶
天士的温病诊疗经验，并结合自己的心得体会，著成《温病条

辨》，推动了温病学说的发展。

《温病条辨》内容全面系统，理法方药齐备，切合临床实用，是清代温病学说的标志性专著。后世将此书视为温病学经典著作，作为学习中医的必读之书。

13. 医术高明——叶桔泉

叶桔泉（1896—1989），浙江湖州人，中国科学院院士、中医学家、药物学家。他因医术高明，被群众称为"神医"。

有一次，叶桔泉出诊时遇到一妇人，因为与婆婆吵架而气急投河。被路人救起后，还大哭大闹，忽然间发生昏厥，不省人事，身体坚硬，如同僵尸。这家人请叶桔泉前去诊治时，已经过了七八个小时，妇人四肢厥冷如冰，头热面红，虽然还有微弱的脉搏，但看上去就像死了一样。若此时施用汤药，恐怕难解燃眉之急。叶桔泉忽然想起医书中曾有针刺救逆的记载，心头一亮，急忙从围观妇女那里取了一枚纳鞋底针，向患者脚底涌泉穴猛烈刺去，妇人瞬间嚎哭而醒。

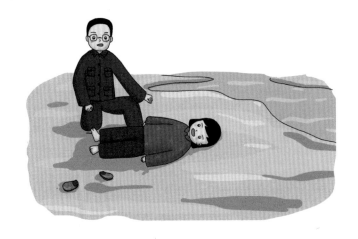

一年夏天，有个外乡人请他出急诊。由于当时交通不便，他步行 2 小时后又改乘小船，经过 3 小时才到达病人家里。一到患者家，他马上到病人房间查看，只见床帐都已经拆除，旁人正忙着给病人穿寿衣，家人围在床前痛哭。叶桔泉迅速上前给病人诊脉，发现病人虽然四肢冰冷，但脉象未绝，解开病人衣服，还可以看到颈项、胸部有微汗。叶桔泉立即从随身药囊中取出一粒苏合香丸，以烛火烧药，再用药物去熏病人的鼻子。过了许久，病人悠悠转醒。

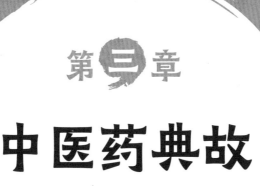

第3章

中医药典故

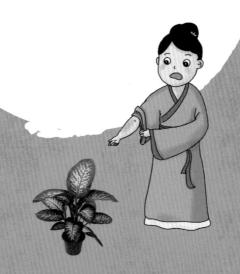

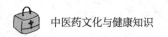

我国历史上出现过许多与医药相关的人文掌故，融汇了医林轶事、民间趣闻，蕴含着丰富的中医药文化信息。

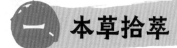 本草拾萃

自古至今，用来治病的中药品种繁多。而一些药物的名称来历、流传经过，包含丰富的人文信息，富有情趣。

1. 甘草

甘草是一味常用的中药材，有不少关于甘草的传说。

第一则故事与明代御医盛寅有关。明代御医盛寅因医技高超，深受当朝皇帝喜爱。一天早晨，盛寅刚走进御药房，突然感到头痛，随即昏倒在地，不省人

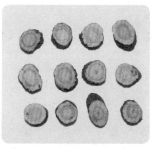

甘草

事。由于事发突然，太医院的医生们束手无策，不知如何是好。皇帝发布诏令，召集天下名医为盛太医治疗。不久，一位民间医生毛遂自荐，他随手取了一把中药，煎汤后给盛寅灌服。没过多久，盛寅竟然苏醒过来。皇帝感到十分惊奇，马上召见这位民间医生，问他用的是什么处方，竟有如此快的药效。民间医生解释道："盛寅大人没有吃早饭，空腹走进药房，由于胃气虚弱，忍受不了御药房内的药气熏蒸，因此昏倒

了。而能解药气之毒的，唯有甘草，我只是用甘草一味浓煎，让盛大人服用，他就醒了。"皇帝听后，问盛寅昏倒的原因，果然是去药房前因过于匆忙没有吃早饭。于是皇帝重重赏赐了这位民间大夫。

第二则故事与一位青年小伙有关。明朝末年，一天傍晚，药掌柜刘兴邦在自家门前乘凉，邻近一位姓李的小伙子从旁边经过，看到刘掌柜的脸色，惊呼道："刘掌柜，您身体得了重病，要赶快治啊！"刘掌柜听了大感不快，心想：一个小毛孩不过在药店当了两年学徒，难道比我做了60年药掌柜还强？便毫不在意，冷冷回应道："谢谢你的好意，我吃得下，睡得着，身体挺好！"

没料到，两天后刘掌柜果然病倒了，头昏脑涨、全身乏力、不思饮食。他的儿子是当地名医，便替父亲开了药方，服用两天，刘掌柜病情不但没见好转，反而加重了。刘掌柜这才想起李姓小伙，要儿子去请小伙子过来给自己治病。第三天一大早，刘掌柜的儿子便来到小伙子家里，迎接他的是小伙子的母亲。当她听完客人来意，便取出一张药方说："我儿子已回药店去了，临走时给你父亲留下三张药方，这是第一张药方。"刘掌柜的儿子接过一看，大为不解，药方仅为："甘草四两，水煎服。"谢过李大娘，刘掌柜的儿子回家对父亲说："李姓小伙的药方仅有甘草一味，怎么能治好您的病呢？"刘掌柜也感到迷惑不解，但想到这个后生既然能看出自己有病，也许能治这病，于是照方服药。服完一剂药，刘掌柜病好了一大半，于是他的儿子又到李大娘家取第二张药方，药方上只写着"甘草半斤，水煎服"。服完第二剂药，刘掌柜可以下床走动了。这时，李大娘登门送上了第三张药方："甘草一斤，水煎当茶喝。"服完三剂药后，刘掌柜的病完全好了，身体康复如初。

年终，刘掌柜设席款待外出回来的李姓青年，并向他求教用甘草治疗顽疾的道理。李姓小伙说："掌柜常年炮制药材，每制一药，必先尝尝，久而久之，中了百药之毒。而甘草正好能解诸药之毒。"刘掌柜听后非常佩服，称赞道："你小小年纪，竟这么精通药理，真是能者为师！"小伙子谦虚地说："治这种病，是我师父教的。一年前他曾患过此病，也是用甘草一味治好的。"

甘草入药历史悠久。《神农本草经》将它称作"美草"，列为上品。南朝医学家陶弘景将甘草尊为"国老"，并说："此草最为众药之王，经方少有不用者。""国老"本指国之重臣。李时珍《本草纲目》记载："诸药中甘草为君。"甘草是解毒良药，有调和众药的功效，故有"国老"之称。甘草在使用时有"生用"与"蜜炙"之别。生甘草能清热解毒，主治咽喉肿痛、痈疽疮疡、消化道溃疡及解药毒、食物中毒等。蜜炙甘草能补脾益气，主治脾胃功能减退、大便溏薄、乏力、发热及咳嗽、心悸等病症。

2. 车前草

车前草名称的由来，与一位汉代将军有关。

东汉有位名将叫作马武。在一次边关征战中，马武率领的部队被敌军围困。时值六月，天气酷热，久旱无雨，由于粮草和水源不足，导致很多士兵生病了，出现肚子胀痛、尿血等症状。随军大夫诊断为血淋，但苦于军中药物极度缺乏而没法医治。

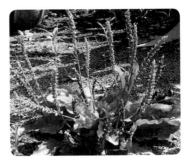

车前草

正当马武将军一筹莫展之际，一个名叫张勇的马夫捧着一把草求见，说有要事禀告。见到马武，张勇说："我是军中的马夫，我喂养的马中有一些马儿身体无恙，饮食正常，尿液清澈，也有一些马儿却不吃不喝，排尿很少且尿液呈红色。经过一段时间的观察，我发现那些健康的马经常吃这种草。于是我就扯了这种草喂那些生病的马，过几天病马也痊愈了。我又试着用这种草煎汤给有相似症状的同伴喝，结果他们的病也好了。"马武将军听后，立即命令军中患病士兵都喝这种草煎成的汤药，过了几天也都痊愈了。马武问张勇："这种草是在什么地方采集的？"张勇向前一指："就在大车前面。"马武哈哈大笑："真乃天助我也，好个车前草。"从此，这种草便称为"车前草"，它结的籽就叫"车前子"。

车前草是车前科多年生草本植物车前的全草，全国各地都有分布。中医学认为，车前草味甘、性寒，入肾、肝、肺经，有利水通淋、利湿止泻、清肝明目、清肺化痰的功效。车前子对治疗泄泻也有很好的疗效。

宋代文学家欧阳修曾患急性水泻（拉肚子），请来医生诊治，但是并没有什么效果。他夫人说："我听说街市上的走方医有治疗你这种病的药物，三文钱一帖，很灵验。"欧阳修不以为意，他夫人也没有多说，只是偷偷地在医生开的药里掺入了从走方医那里买来的药。没想到只服用了一剂，欧阳修的病竟然痊愈了。病愈后，知晓真相的欧阳修请来卖药的人，厚礼酬谢他，然后向他索取药方。原来只有一味车前子，研成细末后用米汤送服两钱匕。走方医向欧阳修解释道："这味药既通利水道，又不扰动正气，水道通利，大小便就会正常，这样胃肠病自然就好了。"

《神农本草经》谓车前子"主气癃（lóng）止痛，利水道小便，除湿痹"。《本草纲目》称它"导小肠热，止暑湿泻痢"。《药性论》言其"补五脏，明目，利小便，通五淋"。

3. 赤小豆

北宋时期，宋仁宗赵祯有一天起床时感觉面腮部发酸、隐隐作痛，用手一摸，还有些许肿胀，于是唤来御医。御医给赵祯切脉后，又仔细查看腮部，然后奏道："您得的病名叫痄（zhà）腮，这是风湿病毒之邪由口鼻进

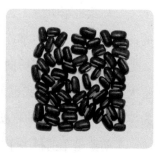

赤小豆

入所致，您按照我开的汤药服用，即可安康。"

不料3天之后，赵祯的病情反而更加严重了，出现恶寒发热、倦怠呕吐、两腮坚硬肿痛、张口困难等症状。这时御医们

都慌了神，一个个走马灯似的给赵祯诊治，还一同研讨诊疗方案，但最终也没能确定合适的治疗方案。不得已，赵祯只能张贴皇榜，寻医问药。当时，京城里有100多位名医，但是大家都深谙"伴君如伴虎"的道理，没人愿去冒险。一天过去了，竟然没一个人敢来为皇上治病。到了第二天，一位姓傅的赤脚郎中看到皇榜，了解皇帝的病况后，胸有成竹地揭下皇榜，进宫为皇上诊治。傅医生取了很多赤小豆，研成细末，用水调成糊状，还为其取名曰"万应鲜凝膏"，敷在患处，一连三天，赵祯的痄腮就痊愈了。从此，傅郎中名闻京城，求诊者络绎不绝。

赤小豆既是常见的食物，又是一味中药，为豆科植物赤小豆或赤豆的种子，味甘酸、性平，具有利水除湿、和血排脓、消肿解毒的功效，可以治疗水肿、脚气、黄疸、痄腮、乳汁不通等疾病。

南宋著名医学家陈自明也曾用赤小豆解决了夫人乳汁不通的难题。由于他的夫人素来饮食清淡，所以产后没有足量的母乳喂养婴儿。作为医生的陈自明尝试了许多方法，都没有很好的疗效。恰巧他的朋友送来了一些赤小豆，陈自明就用赤小豆熬汤给夫人喝，结果当晚就产出了很多乳汁。据《本草纲目》记载，赤小豆"辟瘟疫，治产难，下胞衣，通乳汁"。

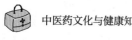
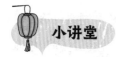 小讲堂

李时珍与《本草纲目》

李时珍（1518—1593），字东璧，号濒湖山人，蕲州（今湖北蕲春）人，明代杰出医药学家。

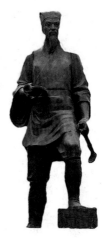

李时珍出身医药世家，父亲李言闻是当地名医，不但医术高明，而且医德高尚。在当时，医生的社会地位较低，所以李言闻一直期望儿子能通过科举考试取得功名，以光宗耀祖。

李时珍小时候经常生病，但喜好读

李时珍雕像

书。对于大人们讲的各种传奇故事、珍奇事物，以及父亲收藏的医药书籍很感兴趣。青年时期的李时珍立志要成为一个像父亲那样的大夫，便处处留心，经常向父亲讨教医术，同时阅读大量古医籍，积累了丰富的医学知识。得益于持之以恒地勤奋学习，李时珍在诊治病人时经常能取得很好的疗效，他的父亲便同意他继续学医。李时珍在父亲的帮助与鼓励下，更加勤奋地钻研医术，不久便成为非常有名望的医生。

经过长期的临床实践与野外观察，李时珍发现古代本草书籍记载的药物存在大量差讹、遗漏现象，以及药物名称混杂、识别不清等问题。为了纠偏正误，他下定决心对药物进行重新梳理与考证。他身背药篓，翻山越岭，访医采药，足迹遍及河南、河北、江苏、安徽、江西、湖北等地区，深入牛首山、摄山、茅山、太和山等大山采药，走了上万里路。他虚心向劳动大众求教，参阅书籍 800 多种，历时 27 年，最后完成药物学巨著——《本草纲目》的编撰。

《本草纲目》全书约 190 万字，共 52 卷，记载药物 1 892 种，其中 374 种是新增药物，记载医方 11 096 首，附图 1 100 余幅，是本草学的集大成之作。该书纠正了前人许多错误，在动植物分类学等方面有突出成就，并对其他有关学科（生物学、化学、矿物学、地质学、天文学等）也有较大贡献。《本草纲目》在金陵（今南京）正式刊行后，立即风靡全国，医家视之为珍品，争相抢购。后来很快流传到朝鲜、日本等国，又先后被译成日、朝、拉丁、英、法、德、俄等文字。英国生物学家达尔文称赞它是"中国古代的百科全书"。2011 年，《本草纲目》被列入《世界记忆遗产名录》。

4. 覆盆子叶

覆盆子是一种酸甜可口的水果。鲁迅先生在《从百草园到三味书屋》写道："（覆盆子）像小珊瑚攒成的小球，又酸又甜，色味都比桑椹要好得远。"其实覆盆子也是一味中药，《神农本草经》称其为"蓬蘽"。据《本草纲目》记载，覆盆子具有补肝肾、缩小便、助阳、固精、明目等功效。

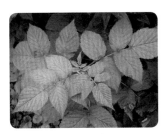

覆盆子叶

覆盆子的叶子也可以入药，历史上就有用覆盆子叶治病的记载。

古代潭州有个赵太尉，其母患烂眼睑（jiǎn）病20余年，他四处寻医问药，都没能治好母亲的病。一天，赵太尉的母亲遇到一位老妇人，对她说："你患的这种眼病是因为你的眼睛里有寄生虫，不过没关系，我可以帮你治好。"老妇人进山采摘了一些蔓草的叶子，当着赵太尉母亲的面捣碎，挤出汁液存入事先准备好的竹筒中。随后，她用黑纱把病人的眼睛蒙上，然后将汁液滴在黑纱上，浸润病人的下眼睑。转眼工夫，就有小虫子从黑纱下钻出来，后来她又用同样的方法把汁液滴在病人的上眼睑，陆续又钻出数十条虫子来。用这种方法连续治疗了十几天，赵太尉母亲的眼疾竟神奇地痊愈了。此后，许多患相类眼疾的病人用同样方法治疗，都取得不错的效果。这种蔓草的叶子正是覆盆子叶。

覆盆子叶为蔷薇科植物掌叶覆盆子的茎叶。《本草纲目》谓其主治眼睑赤烂、泪多、视物昏花、牙痛、臁（lián）疮等疾病。《本草拾遗》称覆盆子叶"挼绞取汁滴入目中，去肤赤，有虫出如丝线"。

5. 骨碎补

关于"骨碎补"这味中药名称的由来，有两则小故事。

第一则与唐明皇李隆基有关。有一天，李隆基携众人上山打猎，草丛中突然窜出一只凶猛的金钱豹，吓坏了随行的宠妃。惊慌失措下，宠妃从马背上摔落在地，导致左臂受伤骨

折，顷刻间血流不止。由于当时
没有医生随行，李隆基十分着
急。这时，一名侍卫自告奋勇地
站出来，说可以治好妃子的骨
伤。侍卫从山岩上采来一种草
药，把妃子的骨折处固定好，将
草药捣烂敷在伤口上，很快伤口

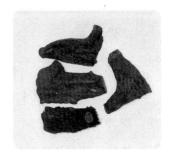

骨碎补

便停止了流血，疼痛也减轻了许多。过了十来天，妃子的断骨
接上了，伤口也平复如初。李隆基非常高兴，向侍卫打听这种
草药的名字。侍卫说只知道这种药的作用，但是不知道它的名
字。由于这味药能补续碎骨，因此李隆基便将它命名为"骨碎
补"。《本草拾遗》记载："开元皇帝以其主伤折，补骨碎，故
命此名。"

　　另一则是与神农有关的传说。有一次，神农在一座悬崖上
采药，不幸从崖上掉了下来，腿摔成粉碎性骨折，疼痛难
忍。在这凄凉之际，一群猴子来到神农身旁，面带怜悯，睁大
眼睛，舔着嘴唇，每只猴子都拿着一块植物的根茎，上面长着
金黄色的茸毛。为首的猴子将药根递给神农，他接过来尝了一
下，觉得或许可以医治自己的腿伤，便嚼烂根茎，吞咽药
汁，将药渣敷在伤口上。顿时，神农感到伤腿疼痛明显减
轻，肿胀也消了不少，骨骼恢复原形。过后，他顺着猴子来的
路径，寻找到了这种草药，将其命名为"骨碎补"。因为这是
猴子衔来的灵药，也称作"猴姜"。

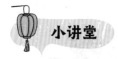

骨碎补的功用

骨碎补是水龙骨科植物槲（hú）蕨、秦岭槲蕨及光叶槲蕨、崖姜蕨的根茎。中医学认为，骨碎补味苦、性温，入肝、肾经，具有补肾强骨、活血止痛的功效，适用于肾阳不足所致的腰痛脚弱、耳鸣耳聋、牙痛久泻、跌打损伤、骨折疼痛等，为骨科常用药。

6. 何首乌

鲁迅先生在《从百草园到三味书屋》写到："有人说，何首乌根是有像人形的，吃了便可以成仙。"其实，"何首乌"原本是人名，至于它如何成为药物的名称，这源于一个奇幻的故事。

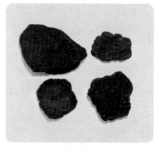

何首乌

何首乌，顺州南河县人，他的祖父名叫能嗣，父亲名叫延秀。能嗣本来的名字叫田儿，从小就体弱多病，没有生育能力。田儿到了58岁，还是单身一人，没有成家。他喜欢仙家道术，就拜了个道士为师，跟随师父住在深山老林里，日复一日，年复一年。一天夜里，他喝了酒，感到晕晕乎乎的，就在山野间的石头上睡着了，朦胧中看见相距三尺远的两株植物，它们的藤蔓忽然交织在一起，很久之后才分开，分开之后又相交在一起，就这样反反复复交织了许多次。田儿对此情此景感到十分惊讶，第二天早上，他便将这植物连根挖出来拿回了家。他拿着植物问遍了乡亲们，但是没有一个人能够说出它的名称。这时，村里一位老人看了藤蔓后便对田儿说："你既然年老没有孩子，这株植物又如此特殊，说不定它就是天赐神药，有神奇的功效，你为什么不尝试着服用它呢？"于是田儿便将藤蔓的根茎研成细末，每天早上空腹时用酒服用一钱。七天后，田儿就想着成家立室，连服数月后，田儿感觉到身体越来越健壮。后来，他索性把药量增加到每天二钱。一年后，他身上的旧病都好了，原来花白的头发变得乌黑油亮，已经苍老的容颜也焕发出光彩。他娶了媳妇，十年之内，田家接连生下几个男孩，于是田儿便将自己的名字改成"能嗣"。

从此以后，何家把这个药当成了传家宝，一代代传下去。能嗣让儿子延秀仿照自己的方法服用此药，父子两人都活了160多岁。即使是百岁老人了，两人的头发仍然乌黑油亮，延秀便给儿子取名"首乌"，表示头发乌黑之意。何首乌也按照祖父、父亲的方法服药，也生了好几个儿子，活了100多岁。有个叫李安期的人，与何首乌是同乡，两人关系亲密，他偷偷打听到这个秘方，按照方法服药，也成了老寿星。于是就将这件事情记载下来加以传播，一直流传到现在。

何首乌为蓼科植物何首乌的干燥块根，其藤茎称"夜交藤"。中医学认为，何首乌味甘苦涩、性微温，入心、肝、肾经，适用于肝肾两虚、精血不足所致的头昏眼花、耳鸣重听、失眠健忘、心悸怔忡、腰膝酸软、大便秘结、梦遗滑精等。虽然何首乌不能使人飞天成仙，也不能使人活到160岁，但是经过炮制后的何首乌能够滋补身体，治疗多种疾病。由于该药具有一定毒性，因此不适合长期大量服用。

7. 黄精

黄精具有补气润肺的功效，其名称的由来，与一段动人的传说有关。

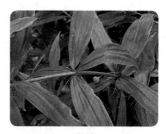

黄精

相传很久以前，江西临川有个财主，虽然十分富有，但是为人凶狠暴戾，经常无缘无故打骂佣人。有一次，一个姓黄的丫鬟将煮好的茶从厨房端到后院给财主享用，不小心摔了一跤，茶泼了一地，这可把她吓破了胆。丫鬟想财主绝不会轻饶自己，为了免遭毒打，便偷偷地从后门溜出来，一口气跑进大山里去了。

几天过去了，丫鬟饿着肚子，饥肠辘辘。一天，她坐在水沟边，看见一株野草，枝叶长得十分精灵可爱，就拔了一株，洗干净后连根带叶吃了下去，没想到味道还不错。此后，她就经常挖这种植物充饥，时间长了，她渐渐感受不到饥饿，身手也更加敏捷。一到晚上，她便到大树底下睡觉，夜晚的山里总是暗藏危险，有老虎、狼、野猪等猛兽出没。一天晚上，她听到草丛中有野兽跑动的声音，感到十分害怕，心想晚上睡觉须在树梢上才安全，突然之间她发现自己的身体变得非常轻，很快就爬上了树。天亮的时候，丫鬟想从树上下来，就轻飘飘地下了树。后来，黄姓丫鬟发现自己的身体轻得像燕子一样，能够非常轻松地爬山上树。

时间一晃过了很多年，财主家的仆人上山砍柴，偶然遇到了这个丫鬟，发现她像吃了仙药一样，能轻松地从一棵树跳到另一棵树上。仆人下山后，把遇见丫鬟的事告诉了财主，财主立刻派人去抓她，可就是捉不到。气急败坏的财主心生一计，就用钱财收买了一个人，让他在树边放了许多美味可口的饭菜。善良的丫鬟不知是诡计，加之饥肠辘辘，趁无人之时把饭菜吃了。没想到，吃过之后丫鬟就不再身轻如燕了，最终被财主抓住。财主对丫鬟严刑拷打，逼问她究竟吃了什么东西。然而丫鬟怎么也回忆不起来，当时逃进深山没有饭吃，只好以草为食，可是草的品种很多，谁知道哪种草使人身轻如燕呢。可是财主不肯轻信和放过她，认为她有意隐瞒，不久丫鬟就被活活折磨死了。

后来，人们在埋葬丫鬟的地方发现了一种怪草，长有一两尺高，叶片像百合，白色的花像挂着的小铃铛，结出黑色的果实。人们说这是黄姓丫鬟的精灵所变，也有人说是丫鬟吃进肚里的草根没有来得及消化掉而长出来的。大家都认为这是黄姓丫鬟的精灵，便把这种草称作"黄精"。从此以后，黄精之名就在民间流传开来。

黄精为百合科植物黄精的根茎。《本草纲目》记载："黄精为服食要药……仙家以为芝草之类，以其得坤土之精粹，故谓之黄精。"因为它的形状与生姜很相似，故又名"小生姜"。中医学认为，黄精味甘、性平，入肺、脾、肾经，具有养阴润肺、补脾益气、滋肾填精的功效。

8. 莱菔子

萝卜，古名菲，又名芦菔、莱菔、紫花菘、温菘、土酥等。我国民谚有"冬吃萝卜夏吃姜，不劳医生开药方""冬天萝卜收，大夫袖了手""萝卜上了街，药铺不用开""十月萝卜小人参"等说法，虽然有点夸张，却道出了萝

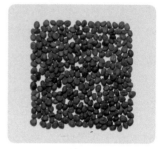

莱菔子

卜的保健功效。萝卜结的籽就叫作"莱菔子"，能入药，而且方便易得。

明洪武年间，马皇后得了重病，御医百般诊治，人参、灵芝等名贵药物吃了不少，但都不见好转。朱元璋心急如焚，请来有"神仙太公"之称的乡间名医楼英。楼英仔细诊察马皇后的病情，判断是因饱食过度引起的脾胃不和。由于皇后地位尊贵，太医们不敢用廉价的药物，因此用的都是人参、鹿茸之类的补益药。

楼英左思右想，正在为难之际，皇上朱元璋驾到了。楼英一抬眼，看到朱元璋皇袍上的一块玉佩晶莹剔透、闪闪发光，于是灵机一动，何不用皇上的玉佩做药引来抬高药物的身价呢？他当即提笔写道：莱菔子三钱，皇上随身玉佩做"药引"。朱元璋看了，马上解下玉佩，吩咐如法用药。马皇后服药后，当晚腹内"咕咕"作响，大便通畅，安稳睡了一夜。第

二天，楼英只让她进食淡粥素菜。几天之后，马皇后的疾病便霍然而愈。

莱菔子为十字花科植物萝卜的成熟种子。中医学认为，莱菔子味辛甘、性平，归肺、脾、胃经，具有消食导滞、降气化痰的功效，用于治疗食积气滞、脘腹胀痛、大便秘结、积滞泻痢、痰壅喘咳等病症，其中消食除胀的功效尤为明显。

9. 刘寄奴草

南北朝宋武帝刘裕（363—422），字德舆，小名寄奴。刘寄奴后来成了一味中药的名称，这里面有一段传说。

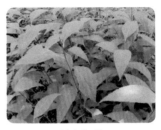

刘寄奴草

传说刘裕小时候家里很穷，以种地、砍柴为生。有一次，小刘寄奴上山砍柴，看见一条大蛇，急忙拉弓搭箭，一箭射中了蛇头，大蛇负伤逃窜。第二天，他又上山，隐隐约约听见从远处传来一阵捣药声，小刘寄奴便随声寻去，看见草丛中有几个青衣童子正在捣药。他上前问道："你们在这里为谁捣药？又是治什么病呢？"童子礼貌地回答："我们大王昨天被一个叫刘寄奴的人用箭射伤了，派我们来这里采药，只要把药捣烂敷在患处，伤就好了。"刘寄奴一听，便大声吼道："我就是刘寄奴，专门来捉拿你们的。"童子们听到刘寄奴的厉声叫吼，吓得丢下手中药物赶忙逃跑了。刘寄奴便将他们丢下的草药拿回去，用来给人治疗外伤，效果非常好。后来，刘寄奴领兵打仗，凡遇到枪箭所伤，便把此药捣碎，敷在伤口上，伤口很快就愈合了。但是士兵们都不知道这药叫什么名字，只知道是刘寄奴射蛇得来的神仙药草，于是干脆叫它"刘寄奴"。它是唯一用皇帝姓名来命名的中草药，药名一直流传到现在。

刘寄奴为菊科植物奇蒿的全草。中医学认为，刘寄奴味苦、性温，入心、脾两经，具有破血通经、敛疮消肿的功效，可以治疗瘀滞经闭、产后腹痛、跌打损伤、外伤出血、疮痛肿毒、食积腹痛等病症。

10. 鹿衔草

梅花鹿是一种吉祥的动物，中药里有一味鹿衔草，传说是梅花鹿带给我们的礼物。

传说很久以前，在东北的深山密林里生活着一群野生梅花鹿。当地村民都非常好奇，想仔细看一看梅花鹿的模样，但是野

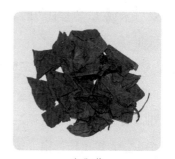

鹿衔草

鹿一见人就四散开去，让人无迹可寻，想看鹿的村民每次都乘兴而来，扫兴而归。于是村民们想了一个主意，他们拿着自制的鹿头模具，躲进浓密的树丛，用卷起的树叶吹出阵阵鹿鸣声。一会儿，果然引来了一大群梅花鹿，雌雄相伴，仿佛人间情侣。突然发生了一件奇怪的事，村民发现一对野鹿在交配之后，雄鹿便倒地不起，仿佛精疲力竭一般。一群雌鹿围聚在倒地的雄鹿身边，发出阵阵悲鸣，它们把头凑在一起，接着又四

散而去。大约过了半晌功夫，散去的雌鹿回来了，嘴里衔着一种野草。只见雌鹿把草衔在雄鹿嘴边磨来蹭去，没过多久，倒地的雄鹿竟然慢慢眨动眼睛，苏醒过来了，爬起来后，又继续蹦蹦跳跳，和雌鹿一起嬉戏。

在场的村民看见这种情景都感到很惊奇，想知道这是什么神草，竟然有如此神奇的功效。村民们一起跳出草丛，鹿群受到惊吓，瞬间逃走了。村民捡起鹿群丢弃的野草，只见这种草长着圆圆的叶片，香气浓郁。他们顺着鹿群的足迹，找到了这种草。村民生活的山区环境潮湿，不少人患有筋骨疼痛的疾病。他们用这种药草煮水饮服，过了几天，筋骨就不痛了。由于这种草是梅花鹿衔来的，因此大家都叫它"鹿衔草"。

鹿衔草又名"鹿蹄草"或"鹿含草"，为鹿蹄草科植物鹿蹄草或卵叶鹿蹄草等的干燥全草。中医学认为，鹿衔草味甘苦、性温，归入肝、肾二经，具有补虚、益肾、祛风、除湿的功效，多用于治疗肾虚腰痛、风湿痹痛、筋骨痿（wěi）软等病症。

11. 女贞子

女贞，又名冬青。关于女贞的命名，《本草纲目》是这样描述的："此木凌冬青翠，有贞守之操，故以女贞状之。"冬天采摘其果实，便是中药女贞子。在民间，女贞子之名的来历也有一个

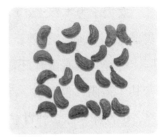

女贞子

故事。

相传江浙临安府（今杭州）有一个员外，膝下只有一个女儿，芳龄十六，品貌端庄，窈窕动人，琴棋书画样样精通。员外把女儿看作掌上明珠，上门求亲的人络绎不绝，但是小姐都不答应。原来员外的女儿已经和府中的教书先生私定终身，瞧不起那些纨绔（wán kù）子弟。然而员外却贪慕权势，将女儿许配给县令为妻，以图光宗耀祖。员外的女儿表面上不敢反抗父亲，但在出嫁的那天一头撞死在闺房内，表明自己非教书先生不嫁的志向。教书先生听说小姐殉情的消息，犹如晴天霹雳，忧郁成疾，茶饭不思，没过几天就容貌消瘦，头发胡须都变白了。

几年之后，教书先生因太过于思念小姐，就到小姐的坟前凭吊，看见小姐的坟上长出一棵枝繁叶茂的女贞树，果实乌黑发亮。教书先生摘了几颗放入嘴里，其味道又甜又苦，直沁心脾，顿时感觉精神百倍。从此以后，教书先生每天都到这里来摘果充饥，久而久之，他的病竟奇迹般地痊愈了，白发也渐渐变得乌黑了。他非常震惊，认为这棵女贞树是小姐的化身，深情地吟颂道："此树即尔兮，求不分离兮。"

女贞子为木樨（xī）科常绿乔木女贞的成熟果实。冬季果实成熟时采收，蒸熟，晒干用。女贞子味甘苦、性凉，入肝、肾经，具有滋补肝肾、明目益精的功效。《神农本草经》言其"强阴，健腰膝，变白发，明目"。虽然女贞子补而不腻，但性味寒凉，脾胃虚寒、经常泄泻的人不适合食用。

12. 麝香

麝香是一种名贵的中药材，关于它的发现还有一段传说。

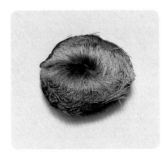

麝香

相传很久以前，深山里居住着一对以打猎为生的唐姓父子。一天，父子俩在深山打猎，儿子为追捕一只野鸡不慎掉下山涧。儿子受伤倒在地上，不能动弹，却闻到缕缕奇香，这种奇特的香气沁人心脾，闻过之后伤痛好像逐渐消散了。

唐老汉找到儿子后，顺着香气寻找，发现不远处有一块空地，香气正是从这里散发出来的。唐老汉扒开泥土，发现一个鸡蛋大小、长着细毛的香囊。他小心翼翼地取出香囊，带回家中。回家后，儿子每天闻着香囊，没过多久腿伤便痊愈了。后来，每当遇到有人跌打损伤，唐老汉就用香囊为其治疗。

唐老汉用香囊治病的事很快就被当地县官知道了，县官垂涎三尺，便派衙役抢走了老汉的香囊。县官拿到香囊，把它交给夫人收藏。县官夫人将香囊视为奇宝，随身携带着。可是没多久，已怀孕三月的县官夫人竟然流产了。县官大怒，把香囊当作不祥之物，扔到河中。

唐老汉失去香囊后十分伤心，上山打猎时便倍加留意，想再找一个。终于他发现雄性麝的腹部有一只装着分泌物的囊袋，与之前的香囊一样，于是就把它称为"麝香"。

麝香已入选《国家重点保护野生药材物种名录》，是国家重点保护的野生药材物种。近年已开始人工养麝，进行活麝取香。中医学认为，麝香味辛、性温，入心、脾、肝经，具有开窍醒神、活血通经、消肿止痛的功效，主治闭证神昏、疮疡肿毒、瘰疬痰核、咽喉肿痛、血瘀经闭、癥瘕、心腹暴痛、头痛、跌打损伤、风寒湿痹、难产、死胎、胞衣不下等疾病。虚脱证及孕妇禁用麝香。

13. 桐叶

桐叶为玄参科泡桐属植物泡桐或毛泡桐的叶子。明代许浩《复斋日记》记载，元代医学家滑伯仁治病不拘泥于古方，用药往往出其不意，却经常取得神奇疗效。滑伯仁曾用桐叶救治过妇人难产，这事在当时传为美谈。

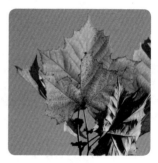

桐叶

一年秋天，滑伯仁受苏州友人邀请到虎丘山游玩。在游兴最浓的时候，赶过来一个求医的仆人，说他主人家有孕妇难产，想请滑伯仁诊治。滑伯仁当时没有回应，登上石阶，正好一片梧桐叶随风飘落下来，他顺手捡起来，递给求医的仆人说："赶快回去，拿这片桐叶煎汤，给产妇服用，就可以顺利生产了。"仆人接过桐叶，揣在怀里，就匆忙走了。周围众人以为滑伯仁随便胡诌，是故意推托之举，也没有太在意，继续欣赏美景，吟诗作对。

不一会儿，病家前来报喜："孕妇已顺利生下一个男孩，现在请滑伯仁前去喝酒，主人要做答谢。"随行众人这时才感到惊奇，都问滑伯仁开的药方是出自哪本医书。滑伯仁回答说："医者意也，哪里有固定的方子呢？这位孕妇怀孕超过十个月才临产，这是气虚所致，梧桐叶得到秋天的肃杀之气从树上落下来，用其煎汤正是借助秋气辅助产妇的正气，所以能够达到催生的效果。"

后世也有人模仿滑伯仁用桐叶催生，但是没有取得很好的效果，因为梧桐叶本身并没有催生的功效。据《本草纲目》记载，桐叶主治痈疽、疔疮、创伤出血等病症。

14. 生姜

生姜是一种常见的调味品，也是一味中药。历史上，生姜既治愈过帝王的瘟疫，也救治过许多百姓的疾病。

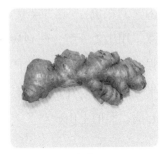

生姜

相传在楚汉相争时期，刘邦率军征战河南音山，身染瘟疫，久治不愈。当地百姓献出"生姜萝卜汤"药方，刘邦服用后病情大减，喝了几次就痊愈了。

唐朝时期，长安香积寺有个和尚叫行端，傍晚上山砍柴，回寺后就成了哑巴，人们相互议论，不解其故。有人说山上有妖魔，把行端的声音取走了，传来传去，吓得众僧再也不敢上山砍柴了。方丈急忙带领众僧做法事，请佛祖为行端驱魔，可是无济于事，行端仍然不能说话。

这时有个略懂医术的僧人提议，长安城里有一位名医，叫刘韬，不如请他给行端诊治。次日，在僧人的陪同下，行端来到刘韬住所。刘韬详细询问了得病的缘由，经过察颜、切脉后说道："师父们先回吧，明日我上山后再开处方。"

第二天早上，刘韬来到山上，仔细观察行端砍柴的地方。然后胸有成竹地来到香积寺，从药袋里取出几块生姜，对方丈说："请师父放心，将此药煎汤，让行端服用，三五日内定能痊愈。"方丈心中怀疑，做菜的生姜能治哑病吗？于是有意挽留刘韬在寺内多住几日，以观疗效。

行端连服三剂姜汤，胸中郁积渐解，咽喉轻松爽利。又服了三剂，行端就能开口说话了，众僧都惊讶不已。方丈询问病因，刘韬说："这并非什么妖魔所害，而是误食山中的半夏所致，用生姜一解，药到病除。"生半夏也是一味中药，但有很强的毒性，误食它可能产生失音、呕吐、腹泻等症状。误食生半夏中毒，姜汁是解此毒的首选之品。众僧听到解释，除掉了心病，照旧上山砍柴。

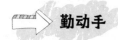 **勤动手**

煮姜汤，防感冒

姜汤是民间普遍使用的驱寒、防治感冒的药汤，主要由生姜、大葱、盐等配合熬成汤饮用，能有效地治疗感受风寒所致的感冒，以及食用寒凉食物过多而引起的腹胀、腹痛、腹泻、呕吐等。做法如下：

（1）挑选表皮没有裂口、颜色鲜艳、柔软、外形饱满的新鲜姜。

（2）用料洗净，将生姜和葱切段。

（3）放适量清水在煲内，用料一起放入，煮沸后加盐调味即成。

 中医术语寻幽

中医药文化博大精深，历史上形成了"杏林春暖""青囊遗风""橘井泉香""悬壶济世""妙手回春""大医精诚""刀圭活人""不失人情"等许多医药术语，蕴含着丰富的文化内涵，千古流传。

1. 杏林美称

人们常用"杏林春满""誉满杏林"等词语来称颂医道非凡、医德高尚的医生。那么，"杏林"一词是怎么来的呢？

传说三国时期，吴国有一位民间医生，姓董，名奉，字君异，侯官县（今福建长乐）人。董奉行医至庐山，见这里山清水秀，就定居下来。他住在山上，不种地，只开辟了一个杏园。董奉每天给当地群众治病，分文不取，但是立了一个规矩：如果患重病的人被治好了，就在杏园里栽五棵杏树；如果是轻病患者被治好了，就栽一棵杏树。几年过去，董奉园子里的杏树已经达到十万多棵，郁郁葱葱，茂密成林。春日里杏花漫天飞舞，到了夏日枝头果实累累。杏林环境优美，果实充足，山中的飞禽走兽纷纷过来觅食、游玩。杏树下从不长杂草，就像专门把杂草锄尽了一样。

每年秋天，当杏子成熟的时候，董奉就在杏林里搭一个粮仓，立一个告示："欲买杏者，不须报奉，但将谷一器置仓中，即自往取一器杏去。"这是什么意思呢？董奉说："如果有人想买杏子，不需要拿钱来买，只需要拿一罐粮食倒进仓房，就可以装一罐杏子回去。"每年用杏子换来的粮食非常多，董奉便将谷物用来救济困穷的老百姓，或者供给旅资不足的赶路人。

董奉不收病人诊金，仅让患者种植杏树，用杏子换来的粮食无私资助他人的行为，充分体现了医生的高尚道德情操和优秀职业品质，给中医药文化留下了光彩夺目的印记。后来，人们便以"杏林"作为中医药学的代称，并用"董仙杏林"和"杏林一绝"等词语称颂技术高超、品德高尚的医生。

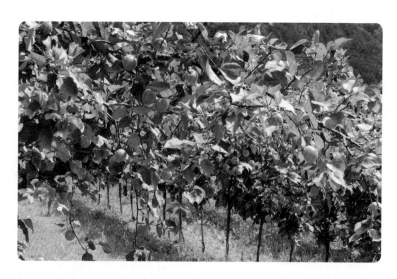

2. 青囊遗风

青囊指古代医家存放医学书籍的布袋，以便于外出远游时携带。"青囊"一词的来历与华佗有关。

华佗是东汉末年杰出的医学家，他一生不求名利，不慕富贵，全心全意致力于医药研究和诊治实践。他还把自己的行医用药经验记录下来，形成医学著作。华佗行医范围广泛，足迹遍布安徽、江苏、河南等地。为了携带方便，他把医书都放在一个青色的布袋内，周游四方，治病救人。由于那些医书还没有正式的名字，因此借用放书的布袋作为代称，统称作"青囊"。可惜的是，华佗的医书并没有完整地流传下来。

据《后汉书》记载，华佗因不肯专门为曹操治头风病，被曹操派人捉拿并押至牢狱。在狱中，华佗自知性命难保，便把整理好的医书交给看管他的狱吏，并告诉狱吏："这些医书可以使人活下来。"但是狱吏因害怕触犯法律而不敢接受，华佗也不勉强，拿过火忍痛把书全部烧掉了。华佗的医学著作就这样遗失了，这是医学上的重大损失。

人们敬佩华佗的精湛医术和高尚人格，就用"青囊"代指他的医书和医术。流传至后世，"青囊"也成了医书和医术的代称。现在"青囊遗风"既比喻高超的中医技术，也包含"华佗再世"的意思。

3. 龙蟠橘井

在一些中药铺或诊所常可见到写有"龙蟠橘井"等字样的匾额，用来表示高质量的药材和高超的医疗技术。

据西汉刘向《列仙传》记载，汉文帝时期，在桂阳（今湖南郴州一带）有个叫苏耽的人，笃好神仙养生之术。苏耽早年丧父，与母亲相依为命，生活十分贫苦，但他心地善良、乐于助人，又非常孝顺，人们都尊称他为"苏仙"。

苏耽在得道成仙之际，对母亲说："明年人间将有疫病流行，只有咱家院中的井水和橘树叶才能治疗。如果有患病的人前来求治，可以给他一升井水和几片橘叶，让他煎汤饮服，疾病就会痊愈。"第二年，果真如苏耽所言，瘟疫流行，前来求取井水和橘叶的人络绎不绝，凡是饮用井水和橘叶的病人，最后都痊愈了。当瘟疫得到完全控制后，人们看见一条龙从井中飞腾而出，直冲云霄，当地老百姓都认为这是苏耽所化的蟠龙，在此专门救民众的疾病灾难。从此，"龙蟠橘井"就逐渐成为了中医药的另一个称谓，常用来表示质量优良的药材和高超的医术。

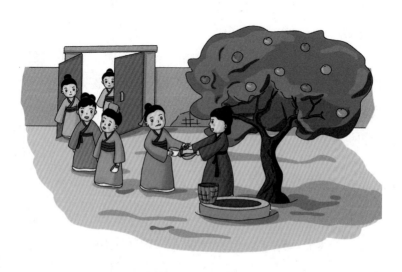

4. 悬壶济世

"悬壶济世"是对中医的一种美称。人们一般把行医称作"悬壶",将医生救治患者颂誉为"悬壶济世"。"悬壶济世救苍生"成为很多医生的终身奋斗目标。那么,"悬壶"一词是怎么来的呢?其实,葫芦在古代称作"壶",俗称葫芦瓜。古时候,一些医生把药装在葫芦里,走街串巷行医治病,后来"药葫芦"就成了医生的象征。关于"药葫芦"的来历,出自范晔《后汉书·方术列传》记载的故事。

东汉时期,中原地区有个人叫费长房,是个集市管理人员。一连几天,在集市上有个卖药的老翁,悬挂着一个大葫芦售卖药物。散市之后,老翁就悄悄钻入葫芦之中。集市上的人都没有看到老翁这个举动,只有费长房在楼上看得真切,非常诧异,断定这位老翁绝非等闲之辈。于是第二天他买了酒和肉,恭恭敬敬地拜见老翁。老翁知道他的来意,对他说:"你明天再来吧。"过了一天,费长房再次拜见老翁,老翁领他一同钻入葫芦中。他睁眼一看,只见来到了一个十分神奇的地方,葫芦里面朱栏画栋,富丽堂皇,各种奇花异草,应有尽有,宛若仙山琼阁,别有洞天。美酒佳肴满桌,二人畅饮尽兴而出,老翁特地嘱咐费长房,不要把这件事告诉别人。后来,费长房跟随老翁学习医术,终有所成。辞别老翁后,他返回家中,医百病,驱瘟疫,有起死回生之术。为了纪念老翁,费长房行医时总是将一个装药的葫芦挂在身边。此后人们纷纷模仿,都用葫芦当作行医的招牌。

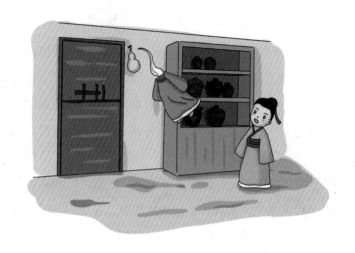

5. 坐堂医生

很多具有较长历史的中药店称为"堂",如北京的同仁堂、长沙的九芝堂、宁波的寿仁堂、济南的宏济堂、杭州的胡庆余堂、沈阳的天益堂、贵阳的同济堂等老字号中药店。一些中药处方单的落款处也写有"坐堂医生"等字样。关于"堂"字的由来,还要从张仲景行医的故事说起。

张仲景医术高明,深受百姓爱戴。汉献帝建安中期,张仲景调任长沙太守,那时当地瘟疫流行,死了很多人,他看到这番情景非常痛心。因公务在身,张仲景平常不能为百姓治病。于是,他选定每月初一和十五两天,不理政事,大开衙门,让患病的百姓进来,张仲景坐在公堂内,仔细地为民众诊治,自称"坐堂医生"。后来人们就把坐在药店里给人看病的医生通称"坐堂医""坐堂郎中",把中药店称作"堂"。

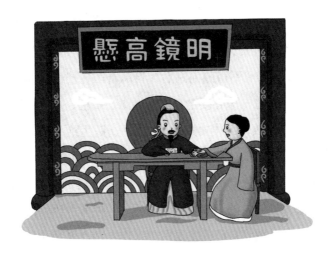

6. 大医精诚

"大医精诚"经常用来描述高超的医术和高尚的医德，可以说是每位中医人的座右铭。那么这个词语又是从何而来的呢？

"大医精诚"出自唐代著名医药学家孙思邈《备急千金要方》。孙思邈的医学造诣非常高，他将自己的临床经验和民间验方收集整理起来，又结合种药、采药技术及海外传入的医药知识，著成《备急千金要方》。这本医学著作集唐代以前诊治经验之大成，对后世医家影响极大，被誉为"中国最早的临床百科全书"。更加难能可贵的是，孙思邈对医生的职业道德提出了具体的要求，这就是"大医精诚"。"大医"指优秀的医生，"精"指医术精湛，"诚"表示品德高尚。《大医精诚》全面论述了作为医生所必须恪守的道德准则。他要求医生治病时要全心全意，"必当安神定志，无欲无求，先发大慈恻隐之心，誓愿普救含灵之苦"；对待患者"不得问其贵贱贫富，长幼妍媸，怨亲善友，华夷愚智，普同一等，皆如至亲之想"；在救治过程中，"不得瞻前顾后，自虑吉凶，护惜身命。见彼苦恼，若己有之，深心凄怆，勿避崄巇、昼夜、寒暑、饥渴、疲劳，一心赴救，无作功夫形迹之心"，医生绝不可以因为患者病情险重而瞻前顾后，考虑自己的得失，从而耽误治疗。孙思邈还说："人命至重，有贵千金，一方济之，德逾于此。"人的生命是最珍贵的，如果能够救活人的性命，比给他千金还要珍贵。孙思邈将自己的主要医学著作分别命名为《备急千金要方》和《千金翼方》，正体现了这种崇高的医学精神。

西方医学之父希波克拉底曾创作誓词，是要求医学生入学第一课就要学习并正式宣誓的誓言。孙思邈的《大医精诚》因影响巨大，被誉为"东方的希波克拉底誓言"。它明确地说明了作为一名优秀的医生，不仅要有精湛的医疗技术，还要拥有良好的医学品德。这些理念一直以来都受到中医药界的认可与尊崇。

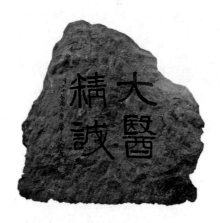

7. 狗皮膏药

狗皮膏药是一种外科用药，将药物直接敷于患处，能够起到敛疮、消肿、止痛作用。狗皮膏药具有起效快、价格低廉、操作简便等特点，一直应用至今。传说狗皮膏药是古代八仙之一铁拐李发明的。

传说隋唐时期，彰德府（今河南安阳）有一家做膏药的王掌柜，乐善好施。他不管病人贫富，只要生了疮前来求治，便给予医治，在当地口碑非常好。一天，王掌柜带了一些膏药去赶庙会，半路上遇到一个瘸腿乞丐，衣着破烂不堪，臭气难闻。乞丐见了王掌柜，伸出瘸腿，请王掌柜给他治疗腿上的小疔疮。王掌柜没有嫌弃他，仔细看过之后，便取出一帖膏药贴在小疮上，告诉乞丐："明天就会好。"

第二天，王掌柜又碰到了瘸腿乞丐，忙问："好了吗？"乞丐说："不但没好，而且疼得更厉害了。"王掌柜揭开膏药一看，果然小疮变成了大疮，连忙说："我给你换一帖药力更大的膏药，如果还不好，你就到我家来找我。"于是给乞丐换了膏药。

第三天清晨，王掌柜刚出家门，就看到那个瘸腿乞丐已在门边等着。没等王掌柜开口，乞丐就大骂起来："你真坑人！彰德府的膏药净是假货！"王掌柜揭开乞丐腿上的膏药一看，不得了，疮变得像碗口一样大了。王掌柜非常过意不去，说："我再给你配帖好膏药！"说着扶起乞丐走进家门。刚一进院，一条大黄狗扑了过来，咬住乞丐的腿，王掌柜急忙抄起乞丐手中的木棍，将狗打死了。乞丐笑道："今天有狗肉吃了。"

王掌柜跑进后院，找出几味名贵药材，给乞丐配好膏药。回来一看，乞丐正吃着烤狗肉，旁边摊着几块狗皮。乞丐接过膏药，往腿上一按，又拿起一块狗皮捂在上面。过了一会儿，乞丐把狗皮膏揭开，碗口大的脓疮不见了。王掌柜接过狗皮膏，感慨万分之际，瘸腿乞丐突然消失了。王掌柜这才明白原来是铁拐李过来传授仙方。

又据史料记载，明代末年江西有位医生叫姚本仁，医术高超，治病方法独特，擅长内病外治，以贴敷疗法治病屡见奇效，被提拔为当朝御医，任太医院院长。后来姚本仁告老还乡，迁居彰德府，设立"宗黄堂"医馆，配制姚家膏药。他将膏药涂在狗皮上制成黑膏药，为当地百姓治病，因不图赚钱，扶危济困，随即享誉当地，又因为他把膏药涂在狗皮上，于是大家就记住了"狗皮膏药"这个名字。

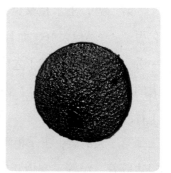

由于旧时的江湖人士经常假造这种膏药来骗取钱财，因此后世又用"狗皮膏药"来比喻欺骗人的假货。

8. 不失人情

"不失人情"出自《黄帝内经》，原意指医生在诊病疗疾时要做到不违背患者的病情。明代医学家张景岳就"不失人情"写了一段按语。明末医学家李中梓专门写作《不失人情论》，将"人情"从"人的病情"发挥为"人之常情"，指出"人情"有三类：一曰病人之情，二曰旁人之情，三曰医人之情。

"病人之情"主要包括"四不同"和"六为害"。四不同，指病人脏气的不同、好恶的不同、交际的不同、调治的不同。例如，有的病人是阳盛体质，就适合用寒凉的药物；有的病人是阴盛体质，就适合用温热的药物。耐受药力的病人，平和的药剂就没有功效；不能耐受药力的病人，峻猛的药剂则会有害。这就是病人脏气的不同。又如，有的病人喜欢听好话，医生把病情如实相告可能会受到指责；有的病人对自己的病情忧心忡忡，对医生的安慰反而认为是骗人的。这就是好恶的不同。六为害，指病人没有主见的危害、过于谨慎的危害、患得患失的危害、性格缓急的危害、对药物有成见的危害、故意隐瞒病情的危害。例如，有的病人刚刚听信了良言，但听到其他说法后就立刻改变主意，以致在众说纷纭之下无所适从，这就是没有主见造成的危害。有的病人只求稳当，害怕医生使用不同寻常的治疗方法，这样有时会导致治疗无效，这就是过于谨慎造成的危害。

"旁人之情"比较复杂，主要指因旁人的介入而给患者和医生带来不利影响的情形。例如，旁人有的话可能有所依据但不一定符合患者的实际病情，有的旁人不懂医理却随便发表意见；有的旁人掌握决断是非的权力，与自己意见相同的话就认为正确，反之就认为是错误的，于是真正的正确与真正的错误就无人分辨了。又如旁人向患者推荐医生，常常关系到病人的生死。有人会推荐与个人志趣相投、交往甚深的医生，有人会推荐偶然治好病的医生，有人会推荐能说会道的医生，有人则会因为接受了某些医生的好处而推荐对方。有的人还对医生做出不真实的评价，这样使得一些好医生不得不脱离临床工作，致使危重病人无法得到有效救治。这些都是旁人之情，需要仔细考察和了解。

"医人之情"主要指极少数医生因责任心不强、专业素养不高而做出一些违背职业道德的事情。

李中梓列举了医疗实践中的各种复杂"人情"，希望人们了解这些人情，不要被一些陋习所困。这对当今社会特别是医患关系而言，仍有较大的现实意义。

三、杂说趣谈

在我们熟悉的词汇中，有许多与医药相关的词语掌故，它们饱含历史情趣，富有知识性和趣味性。

1. 病入膏肓

2 600多年前的春秋时期，晋国国君晋景公梦见一个披头散发的恶鬼，紧紧追赶自己。晋景公受到惊吓，因此得了重病。当时秦国的医学最发达，加上秦晋两国的关系很好，于是晋景公向秦国求医。秦国国君秦桓公就委派医缓前往晋国，给晋景公诊治。

医缓还没有到达晋国，晋景公又做了一个梦。他梦见自己所生的病变成了两个小孩子。一个孩子说："医缓是一位优秀的医生，恐怕他来了要伤害我们，在哪里躲避他好呢？"另一个说道："我们躲在肓的上面、膏的下面，他能把我们怎么样呢？"说完，两个孩子就躲进去了。

医缓到了晋国，给晋景公做了详细的诊视，便摇头说道："您的病没法治了，它已经深入到肓的上面、膏的下面，用灸法不能攻，用针刺达不到，服用汤药其药力也不够，确实不能治了。"晋景公听医缓说完后，想到与自己做梦时两个小孩所说的话基本相同，便说："先生真是位高明的医生！"于是命人给医缓置办了丰厚的礼物，就请他回秦国去了。不久之后，晋景公便死了。

医缓给晋景公诊病的故事发生在公元前 581 年，生动表现了医缓高超的诊断技术，反映了当时已具有较高的医学水平。这个故事出自《左传》，就是成语"病入膏肓"的出处。后来，人们常用"病入膏肓""膏肓之疾""膏肓之变"表示疾病严重到了无法医治的地步。

2. 讳疾忌医

扁鹊是战国时期的名医。有一次，扁鹊来到齐国，去见齐桓公。他在旁边站了一会儿，便直言不讳对桓公说："您有病了，现在病还在皮肤的纹理之间，若不赶快医治，病情将会加重！"齐桓公听了笑着说："我没有病。"等扁鹊离开后，齐桓公对身边的人说："这些医生就喜欢给没有病的人治病，并把它当作自己的功劳。"

五天以后，扁鹊又去见齐桓公，说他的病已经发展到肌肉里，如果不医治，还会加重。齐桓公不理睬他。扁鹊离开之后，齐桓公很不高兴。再过五天，扁鹊又去见齐桓公，说他的病已经转移到肠胃里去了，再不从速医治，就会更加严重。齐桓公仍旧不理睬他。扁鹊离开后，齐桓公更不高兴了。

又过了五天，扁鹊第四次去见齐桓公，只望了他一眼，便转身就跑。齐桓公感到很奇怪，于是派人去问扁鹊。扁鹊对来者说："疾病在皮肤的纹理间，用烫熨就能治疗；病在肌肤血脉里，可以用针石治疗；病在肠胃间，可以用汤药治愈；病如果到了骨髓，那是司命之神所掌管的事了，我也没有办法医治。而今齐桓公的病已深入到了骨髓，所以我不再过问了。"

五天以后，齐桓公浑身疼痛，赶忙派人去请扁鹊，扁鹊却已经逃到秦国了。没过多久，齐桓公就病死了。

这个故事既说明扁鹊在望诊方面有很高的水平，也表明齐桓公存在"讳疾忌医"的主观思想。讳疾忌医，意思是掩饰疾病而不愿医治，常用来比喻怕人批评而掩饰自己的缺点和错误。当疾病处于萌芽状态而没有发作时，常人是很难发现的。齐桓公被扁鹊告知身体有病，却没有听从扁鹊的意见，及早医治自己的疾病，而是多次回避，导致病情不断加重，最终因无法医治而死亡。齐桓公讳疾忌医的故事，告诉人们要善于听取别人的意见，正视自己的缺点和错误，及时改正，而不能试图回避和掩饰，否则终会酿成大错。

3. 乐极生悲

相传在战国时期，齐威王继承王位后，只一味纵情酒色，而把国家政事统统交给大臣们处理。不过，齐威王虽然沉湎（miǎn）酒色，却能知人善任。齐威王手下有很多卿士，其中一位名叫淳于髡（kūn），学识广博，能言善辩。淳于髡曾向齐威王进谏说："国都中有一只大鸟，停留在朝廷，三年来既不飞也不叫，这是为什么呢？"齐威王惊讶地说："这只鸟要么不飞，一旦飞翔，必定是翱翔于天空；要么不叫，一旦鸣叫，必定叫声惊人。"从此之后，齐威王开始用心治理朝政。

公元前349年，齐国受到南方楚国的攻击，齐国比较弱小，危在旦夕。齐威王派淳于髡去赵国借兵。淳于髡向赵王说明来意后，赵国答应借给齐国精兵十万、兵车千乘。楚国听到这个消息，连夜撤兵。齐威王兴奋不已，特意置酒设宴，褒奖淳于髡。席间，齐威王举杯问淳于髡："先生酒量如何，饮多少酒会醉？"淳于髡说："我饮酒一升会醉，饮一斛也会醉。今天大王赐酒，在我的周围有您，还有执法官、御史等人，我心惊胆战，因此饮酒一升就会醉。假如父母家有客人来访，我向客人敬酒，客人不时赏我残酒，屡次举杯敬酒应酬，喝不到两升就醉了。要是与朋友交游，相谈甚欢，或者好友多日不见，偶然相逢，我能喝五六升酒。所以说，酒喝得过多就容易出乱子，欢乐到极点就会发生悲痛的事。所有的事情都是如此。"齐威王听了，大受启发，从此不再纵情酒色，齐国终于逐渐强大起来。

　　这个故事出自司马迁《史记·滑稽列传》，谈到了"酒极则乱，乐极则悲，万事尽然"。中医学认为，喜乐的情绪与心的联系最紧密，如果情绪波动很大，超过一定的限度就会对身体有所影响。过度的惊喜会影响到心的功能，使人心绪不宁、坐卧不安，严重时甚至会造成精神错乱等后果。

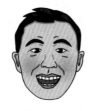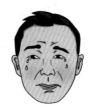

4. 望梅止渴

　　东汉末年，有一年夏天，曹操率领部队去讨伐张绣。天气炎热，骄阳似火，部队行进在弯弯曲曲的山道上，两边丛密的树林和晒得滚烫的山石让人透不过气来。

　　由于找不到水源，到了中午，士兵个个口干舌燥，无精打采，行军的速度也逐渐慢了下来。曹操看到行军的速度越来越慢，担心贻误战机，非常着急。可是，眼下几万人马连水都喝不上，又怎么能加快行军速度呢？他立即叫来向导，悄悄地问他："这附近可有水源？"向导摇摇头说："泉水在山谷的另一边，要绕道过去还有很远的路程。"曹操想了想说："不行，时间来不及了。"他看了看前面的树林，沉思片刻，对向导说："你什么也别说，我来想办法。"

　　曹操知道，此刻即便下令要求部队加速前进也无济于事。他脑筋一转，想到了办法。他一夹马肚子，快速赶到队伍前面，用马鞭指着前方说："将士们，前面有一大片梅林，结了很多梅子，又酸又甜，可以解除我们的口渴。"士兵们一听，仿佛梅子已经吃到嘴里，都流口水，精神也振作起来，步伐也快了许多，终于到达前方有水源的地方。

"望梅止渴"的故事出自《世说新语·假谲》，后来常用来比喻愿望无法实现时，就用假象或者虚构的东西来安慰自己。

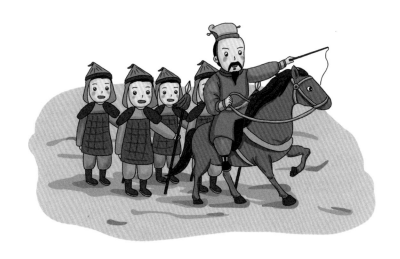

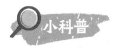

为什么"望梅"能"止渴"呢？

"望梅止渴"的生理学原理还要从人体的条件反射讲起。我们平常用耳、目、鼻、口、舌和皮肤来感觉声音、景象、气

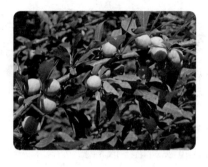

味、滋味、冷热、痛痒。这些感觉器官一旦受到刺激，就会在身体的某些部位引起反应，这个刺激与身体反应建立的联系就是条件反射。

望梅止渴也是条件反射的结果。因为人们吃过圆溜溜、青油油的梅子，吃了酸甜的梅子就会生出满嘴津液，也会在人的大脑皮质上留下这种酸的印象。这样，每当看到梅子，或者听到有人提起梅子时，嘴里就会流口水。

曹操已经注意到"条件反射"现象，在天气炎热、长途跋（bá）涉、口干舌燥的困境中使出"望梅止渴"一计，使将士们的口渴感顷刻大减，摆脱了困境。可见在两千年前，古人就懂得了这个深奥的生理学道理。可以想象一下，如果当年曹操的士兵没有吃过梅子，也从没有人告诉他们梅子是酸的，那会是一个怎样的结局。

5. 杯弓蛇影

人们经常用"杯弓蛇影"来形容一个人疑神疑鬼。成语"杯弓蛇影"来自《风俗通义》记载的一个故事。

东汉时，应劭的祖父应郴担任县令。一年夏至，应郴请主簿杜宣喝酒。杜宣发觉酒杯中有条蛇一样的东西，既害怕又厌恶，但是又不敢不喝。当天回家之后，杜宣就觉得胸口和腹部痛如刀割，没有胃口，身体也变得羸弱不堪，多次治疗也不见好转。

后来应郴因事路过杜宣家，进门探望，得知他生病了，便询问他得病的原因。杜宣说起那次喝酒害怕杯中的蛇，而那条蛇又进了自己腹中，因而得病。应郴回到上次喝酒的厅堂，想了很久，都不得其解。无意之中，他回头看见北边的墙壁上悬挂着一张红色的弓弩，心想肯定是弓的影子像蛇的形状，杜宣把它当成了蛇才会生病的。于是派人陪同杜宣乘车来到之前喝酒的地方，摆上酒杯，杯中依旧有蛇影，应郴对杜宣说："这是墙壁上弓弩的影子，并非有什么其他的怪物。"杜宣这才解开了心结，很是高兴，病也不治而愈。

从医学角度分析，精神过度紧张会造成身体的生理功能紊乱，引发各种不适症状，甚至生病。如果过于疑心，乃至出现臆念妄想，则有可能是心理疾病。这种情况下，除了心理疏导外，还需要及时就医。

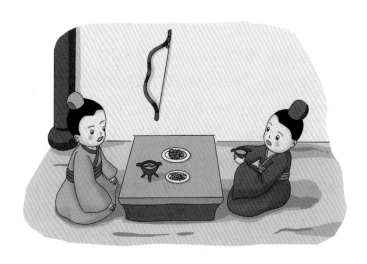

6. 悬丝诊脉

在孙思邈的故里（今陕西铜川耀州区），至今还流传着唐代著名医学家孙思邈"悬丝诊脉"的故事。

据说唐太宗贞观年间，长孙皇后怀胎十月而不见分娩，反而患了重病，卧床不起。虽然经过不少太医的诊治，但是长孙皇后仍然没有生产的迹象，病情也一直不见好转。唐太宗因此愁眉紧锁，坐卧不宁。这时，大臣徐茂公向唐太宗推荐了名医孙思邈，他说："华原县（今耀州区）有位民间医生孙思邈，常到各处采药为百姓治病，尤其擅长妇科及儿科，疑难之症经他诊治，都能够妙手回春，药到病除。"唐太宗听完，赶紧派人去请孙思邈进宫。

到达皇宫后，孙思邈详细询问了长孙皇后的饮食起居等生活情况，并要来了太医的病历处方认真审阅。很快，他就对长孙皇后的病情有了大致了解。由于受到"男女授受不亲"礼教束缚，皇后的身体不是一般人可以触碰的。于是孙思邈取出一条红线，让宫女把线的一端系在皇后的右手腕上，从竹帘里拉出来，孙思邈则捏着红线的另一端，在皇后房外"引线诊脉"。

没过多少时间，孙思邈便诊完了长孙皇后的脉，见到唐太宗，禀告病因："皇后的病是胎位不正，民间又叫小儿扳心，只须在中指上扎一针就可以顺利生产。"于是，侍女扶出长孙皇后的左手，孙思邈看准穴位猛扎一针，皇后立即感到疼痛难忍，浑身一阵颤抖。不一会儿，就顺利产下皇子。唐太宗十分高兴，要留孙思邈在太医院任职，但孙思邈不愿在朝廷做官，便婉言谢绝了。

这便是有关"悬丝诊脉"的故事。有人认为"悬丝诊脉"纯属子虚乌有，因为丝线无法传递脉搏的振动，所以悬丝诊脉根本无从谈起。还有人认为孙思邈诊脉之前已经问过宫女，看过病历，所以悬丝诊脉不过是走个形式。诚然，单凭悬丝诊脉确实难以判断病情，还需要借助其他诊断手段。

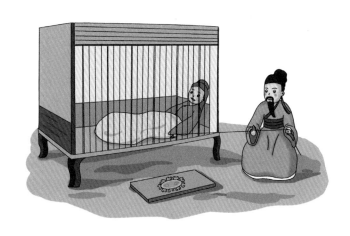

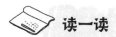 读一读

王叔和著《脉经》

王叔和，名熙，高平（今山西高平，一说山东济宁）人，约生活于 3 世纪，西晋著名医学家。他一生最突出的贡献是编撰了我国现存最早的脉学专著——《脉经》。

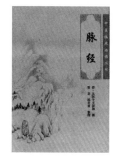

王叔和自幼立志学医，倾慕张仲景的

高超医术，他刻苦钻研医学，早年曾做过游方医，四处行医治病，很快就成为颇有名气的医生。因医术精湛，王叔和被选任为魏国的太医令。

三国之前，虽然已有扁鹊等名医熟练运用脉学知识诊断治疗疾病，但是脉学并没有受到医家的普遍重视。张仲景在《伤寒杂病论》序中指出，一些医生由于缺乏脉学知识，导致临床诊断不明确，出现严重的诊断错误。而且在历史上有关脉学理论的记载比较零乱与繁杂，还没有形成完整的体系。为了解决上述问题，王叔和认为需要一部系统化和规范化的脉学专著。于是，他广泛收集古代医家有关脉学的论述，并结合自己的临证体会和见解，按照百病的根源，分门别类，依类编排，精心整理历代脉学资料，终于完成著名的脉学专著——《脉经》。这部医学著作为研究我国古代的脉学知识提供了宝贵资料。

《脉经》问世后，一直受到历代医家的重视，自隋唐以来便被列为学医者的必读之书，其脉学理论一直被后世沿用，至今仍有很高的实用价值。

7. 端午药渣

在浙江金华一带，每到端午节，家家都用艾草和晒干的药渣一起点燃，以熏虫去瘟。传说这还是朱丹溪治病传下来的习俗呢！

朱丹溪是婺州义乌（今浙江义乌）人，元代著名医学家。一次，有位病人得了气喘，找朱丹溪治疗。朱丹溪详细诊察后开了张药方，其中包括麻黄二分。麻黄是味发汗药，用量多了容易因汗出过多而导致病人虚脱。病人连续服了好几日，病情都没见好转，家人又请朱丹溪再次诊治。朱丹溪看过舌苔、切过脉后，把麻黄的剂量增加到三分，但是病人连服了三剂还是没有效果。朱丹溪觉得很奇怪，用药完全切合证候，既然病人还不见好，就嘱咐按原方再服三剂。

出乎意料的是，病人才服了一剂，家人就赶来说："先生不好了，病人汗流不止！"朱丹溪立即赶往病人家里，看到病人已经因汗出过多而虚脱了。他二话没说，立刻拿石膏煎汤，给病人服用，病人服了石膏汤后汗就止住了。

朱丹溪百思不得其解，他没有离开，而是仔细观察病人的状况。朱丹溪向病人家属询问原委，并要病家将药渣拿来查验。病人家属从地上捡起煎过的药渣交给他。朱丹溪认真核对后，发现前后两次的麻黄有些不同，他不放心，又将麻黄放在嘴里嚼，第一次煎的麻黄无味，后面煎的麻黄却有很浓的苦味。他一跺脚说："原因就在这里，药里的这些都是假麻黄。"朱丹溪找来卖药者追问，果不出所料，这些麻黄都是假药。朱丹溪非常气愤，要将卖假药者扭送官府。卖假药者苦苦哀求，事情才得以平息。朱丹溪继续给病人开方服药，不出三天，病人就痊愈了。

从此以后，朱丹溪每次给人看病，总要吩咐病家将药渣晒干贮藏，以便日后核对真假。直到现在，浙江金华一带还保留这种做法。老百姓把贮藏起来的药渣放到端午节，配以艾叶，一起焚烧，据说还能驱虫赶瘟。久而久之，这便成为一种习俗，流传至今。

8. 不为良相，愿为良医

许多习医之人经常会被告诫："不为良相，愿为良医。"这句话把"相"与"医"相提并论，更使人感到医生的责任重大。

据宋代吴曾《能改斋漫录》记载，北宋名儒范仲淹有一次到祠堂求签，问以后能否当宰相，签词表明不可以。他又求了一签，祈祷说："如果不能当宰相，愿意当良医。"结果还是不行。于是他长叹一声，说道："不能为百姓谋利造福，不是大丈夫一生该做的事。"

后来，有人问范仲淹："大丈夫立志当宰相，是理所当然的，您为什么又祈愿当良医呢？这是不是有点太过卑微了？"

范仲淹回答说："怎么会呢！古人言'是以圣人常善救人，故无弃人；常善救物，故无弃物'，有才学的大丈夫，固然期待能够辅佐明君治理国家，造福天下。要普济万民，只有宰相能做到。现在签词说我当不了宰相，要实现利泽万民的心愿，莫过于做一位良医。如果真能够成为技艺高超的好医生，对上可以疗君亲之疾，对下可以救贫贱之厄，对自己能保身长寿。身在民间而依然能利泽苍生的，除了良医之外，再也没有别的职业可以做到这一点了。"

这就是名言"不为良相，愿为良医"的由来。

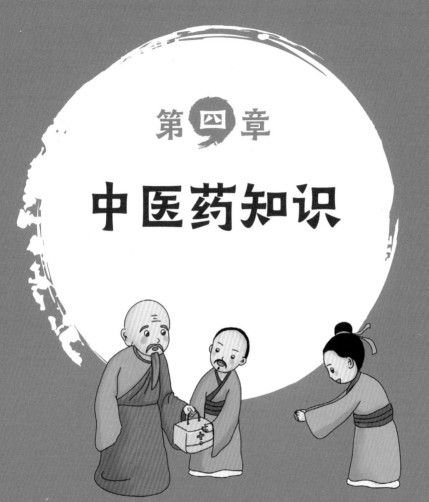

第四章

中医药知识

中医药文化博大精深，包含传统医药理论、疾病诊治方法和健康养生知识等内容。了解和掌握中医药基本知识并应用于生活实践，将有益于身体健康。

一 四季养生

养生，又称摄生，是对人们在社会生产实践中采取各种方法以达到强身健体、美容养颜、延年益寿等效果的一系列养护活动的统称。我国养生文化历史悠久，源远流长。健康与养生是中医药知识的重要内容。

四季生长发育的规律是春生、夏长、秋收、冬藏，与之对应的养生方法是：春季养生，夏季养长，秋季养收，冬季养藏。

1. 春季养生

（1）春令主生

俗话说："一年之计在于春。"春为四时之首，春季是万物复苏、草木发芽、枝叶舒展的季节。在这个阴阳交替的季节里，养生显得尤为重要。

《素问·四气调神大论》："春三月，此谓发陈。天地俱生，万物以荣。"所谓"春三月"，指从立春起至立夏止的3个月，包括立春、雨水、惊蛰、春分、清明、谷雨6个节气。发陈，表示生发敷陈，春天阳气升发，万物呈现新的姿容。中医讲究天人相应，即人体与天地相对应，这时人体生理表现为"生"的趋势。阳气是人生存的根本，应当顺应万物升发的趋势，人的意志也应顺着春天生发之气而舒畅活泼，保护体内上升的阳气。所以，"动起来"是春天养生的关键。

（2）早睡早起身体好

春季晚上不要睡得太迟，要养成早睡早起的习惯，以适应自然界的升发之气。春季不要睡懒觉，因为这不利于阳气的升发。为了适应春季的气候，起床后宜披散着头发，舒展形体在庭院中缓步慢行。

（3）伸懒腰的好处

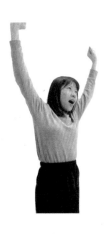

中医学认为，人躺卧时血归于肝，人运动时血流于经脉。经过一夜的睡眠，人体松软懈怠，气血周流缓慢，醒来的时候，总觉得懒散无力。若此时舒展四肢，伸腰展腹，全身肌肉用力，并配合深呼吸，则有吐故纳新、通畅经络关节、振奋精神的作用，同时激发肝脏功能，符合春季养肝之道。所以春季应该早起，多伸腰弯背，以解春困。

（4）春季养肝

《素问·阴阳应象大论》："东方生风，风生木，木生酸，酸生肝……在窍为目，在味为酸，在志为怒。"在五行学说中，肝属木，主升发，与春季相应。如果春季养护不当，肝气容易受损；若春季养肝得当，则会带来一整年的安康。

为适应季节气候的变化，在日常生活中应注意保养肝气。首先，情绪上要轻松乐观，不宜抑郁或暴怒，保持心情豁达、开朗，肝气就能顺畅，气旺则血和，血和则健康。其次，生活作息要有规律，养成良好的生活习惯，不要熬夜，少食辛辣食物。

（5）春夏养阳

人的阳气可以使体表坚固，免受自然界六淫之气的侵袭。春季养生，需要掌握春令升发舒畅的特点，注意保护体内的阳气，使之不断充沛，并逐渐旺盛起来。凡是耗伤阳气及阻碍阳气的情况都应避免。"春夏养阳"相应的养生原则就是培育阳气、助阳升发。

春季气温多变，如果过早地骤减衣物，一旦寒气袭来，则容易造成机体功能失调，导致各种疾病发生。所以要保持"春捂"习惯，衣服宜渐减，穿衣宜"下厚上薄"，以适应春天生机勃发的特性。体质虚弱的人要特别注意背部保暖。

春季风气当令，而风为"百病之长"，一些体质比较虚弱的人更容易受到风邪的侵扰。《素问·太阴阳明论》言："伤于风者，上先受之。"肺在五脏六腑中的位置最高，开窍在鼻，主管呼吸，外主皮毛，因其性娇弱，不耐邪侵，故外邪从口鼻、皮毛入侵，肺卫首当其冲，容易引起感冒、发热、咳嗽等疾病。所以春季要重点预防感冒、呼吸系统疾病。

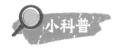 小科普

踏青、放风筝与养生的关系

在寒冷的冬季，人体处于闭藏状态，多在室内活动，脏腑功能闭而不展。而春天的郊外空气清新，风景宜人，此时外出踏青有助于激发脏腑功能。置身于大自然之中，心情自然会更加舒畅。自古以来，人们就有踏青的习俗，是春季养生的好方法。春日里天地之气都往上走，这时候放风筝，顺应了天地之气。看着风筝高飞，心情愉悦，肝气条达；远眺风筝，可以使眼肌得到调节，消除疲劳。中医讲"肝开窍于目"，放风筝在养护眼睛的同时，也可以使肝气得到保养。

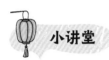 小讲堂

五行学说

五行指木、火、土、金、水五种物质及其运动变化。这五种物质既相互资生又相互制约，在不断的相生相克运动中维持着动态平衡。

五行学说按照五行的特性对事物进行归类，将自然界的各种事物、现象的性质及作用与五行的特性相类比后，归属于五行之中，有五脏、五色、五味、五方、五季、五音等与之相对应。例如，人体五脏的五行归属是：肝属木，心属火，脾属土，肺属金，肾属水；人体情志的五行归属是：怒属木，喜属火，思属土，悲属金，恐属水；颜色的五行归属是：青属

木，赤属火，黄属土，白属金，黑属水。

五行之间的关系

五行学说认为，五行之间存在着相生、相克、相乘、相侮的关系。

相生，指五行中某一行对另一行具有资生、促进的作用。五行相生的规律是：木生火，火生土，土生金，金生水，水生木。

相克，指五行中某一行对另一行具有制约、克制的作用。五行相克的规律是：木克土，土克水，水克火，火克金，金克木。

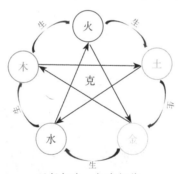

五行相生、相克规律

相乘，指五行中某一行对其所胜的过度制约和克制。五行相乘的规律是：木乘土，土乘水，水乘火，火乘金，金乘木。五行相乘与相克的规律是一致的。

相侮，指五行中某一行对其所不胜的反向制约和克制，又称"反克"。相侮的规律是：木侮金，金侮火，火侮水，水侮土，土侮木。五行相侮与相克的规律是相反的。

在正常情况下，五行中任何一行既不虚弱，也不亢盛，所以五行之间的关系是平衡的。这种平衡状态是通过相生和相克来维系的。如果五行之间出现了相乘或者相侮现象，那么一定是五行中某一行出现了太过或不及。相乘和相侮表示五行中的不正常关系，这种不正常的关系会打破五行之间的相对平衡。

2. 夏季养生

（1）夏令主长

《素问·四气调神大论》："夏三月，此谓蕃秀。天地气交，万物华实。"所谓"夏三月"，指从立夏起至立秋止的 3 个月，包括立夏、小满、芒种、夏至、小暑、大暑 6 个节气。夏季气候炎热，草木茂盛，万物开花结果，是一年中阳气最旺盛的季节。此时天气向下运动，地热向上运动，天地之气交合，清气充实，是自然界万物生长最茂盛、最华美的季节。人体与自然相应，这时人体生理表现为"长"的趋势。长，即生长、成长、壮大。皮肤毛孔开泄，阳气宣发于外，气血旺盛，气机宣畅，精神饱满，情绪外向，总体显现出阳气充盛、身体壮实的特点。这一切都是为了秋收和冬藏做准备，所以在夏季应该让阳气进一步生长、充实。

（2）晚睡早起

夏季应该晚睡早起，以顺应自然界阳盛阴虚的特点。因为夏季昼长夜短，为了适应季节特点，需要通过午睡来补充不足的睡眠。午睡最好在午餐后 15～30 分钟进行，但午睡时间不宜过长，以 60 ~ 90 分钟为宜，以调节精神，保持精力充沛。

（3）不为人知的夏季养生

中医学认为，夏季在五行之中属火，心在五行中也属火，同气相求，因此夏季与心气相通。而"心恶热"，所以夏季暑热之邪最容易损伤心，导致心病，常出现心神不安、心悸失眠等表现。中医学认为，心主血脉，主神明，汗为心之液。所以夏季要适当出汗，以达到宣发阳气的目的。可以通过适量运动达到出汗的效果，如慢跑、跳绳、打乒乓球等。但是注意不能出汗过多，否则会伤津耗液，损伤身体。

夏季是气血通畅的季节，主发散，主生长，只有发散好了、生长好了，秋冬才会收藏。夏季可借助充足的阳气赶走藏在身体里的寒积，所以夏天不宜过度使用空调，否则会闭塞毛孔，抑制阳气的发散，使寒气加深。人们还根据这个原理，发明了"三伏贴"。"三伏贴"是在一年中最热的三伏天（人体阳气最盛的时候），以辛温祛寒膏药贴在特定腧穴，用来预防和治疗冬季发作的某些疾病，如气管炎、咽炎、哮喘等，它与中医"冬病夏治"的理论相关联。

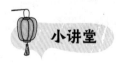 **小讲堂**

脉管中的"血"

血是循行于脉中的富有营养的红色液态物质，是构成和维持人体生命活动的基本物质之一，具有营养和滋润作用。血来源于饮食物的水谷精微，主要由营气和津液构成，与脾、胃、心、肺、肝、肾关系密切。

中医学的"津液"

津液是体内一切正常水液的总称，包括各脏腑形体、官窍的内在液体及其正常的分泌物。津液是构成和维持人体生命活动的基本物质之一，它来源于饮食，具有滋润和营养的作用，参与血液的生成，并且调节阴阳平衡。津液与肺、脾、肾、大肠、小肠都有密切的关系。

3. 秋季养生

（1）秋令主收

《素问·四气调神大论》："秋三月，此谓容平。天气以急，地气以明。"所谓"秋三月"，指从立秋起至立冬止的3个月，包括立秋、处暑、白露、秋分、寒露、霜降6个节气。秋季养生很关键，秋风渐来，秋高气爽，暑湿之气一扫而光，自然界也呈现出一派丰收而安定的景象。因此顺应天地自然之气，人体生理呈收敛、内收的趋势。此时人体出汗减少，全身皮肤较为干燥。秋季是漫长酷暑与寒冬之间的短暂交替，秋季养生得当，有利于安然度过寒冷的冬天，使得正气存内，病邪不生。

（2）"秋乏"现象

秋季天地阳气渐衰，阴寒内生，白天逐渐缩短，而黑夜逐渐变长。因此，秋季应该早睡早起，但起床时间要比春季稍迟一些。刚刚经历了酷暑的煎熬，进入秋凉后，身体正处于休整阶段，常会出现疲乏困倦、昏昏欲睡的"秋乏"现象，可以通过适当增加睡眠、减少剧烈运动来调养。

（3）"秋冻"的缘由

我国自古就有"春捂秋冻"的说法。"秋冻"指随着秋季气温逐渐转凉，不宜过早、过多地增加衣服，以锻炼机体的耐寒能力。但"秋冻"也应适度，初秋不宜过多、过早地添加衣服，以便使机体逐步适应凉爽的气候；而晚秋天气较凉，既不要骤然加衣太多，避免出汗后着凉，也不能冻出病来。总而言之，应逐渐添加衣服，以合适为宜。

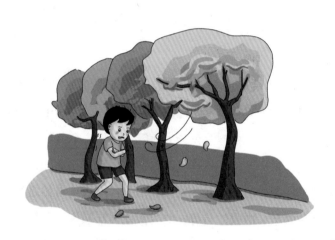

（4）关于"秋愁"

秋季万物萧条，树木凋零，花草开始枯萎，这时人也容易伤感，出现"秋愁"的情绪。因此，秋季应该调养精神，培养乐观情绪。以宽容、平和的心态对待一切事物，以理智的眼光看待自然界的变化，以顺应秋季收敛肃杀之性，平静地度过秋天。

（5）秋季养护

肺气与秋气相应。肺为清虚之体，性喜清润，与秋季气候清肃、空气明润相应，所以肺气在秋季最旺盛，秋季也多见肺系疾病。肺气旺于秋，肺与秋季、燥、辛味等都有内在联系。秋季燥气当令，此时燥邪极易侵犯人体，耗伤肺之阴津，便会出现干咳、皮肤及口鼻干燥等症状。

因此，秋季要注意"润肺"。饮食上以甘润养阴之品润肺，但需注意寒热勿偏，少吃辛辣的食物，少服热性太过的药物，养阴以防燥。运动时不要出汗过多，并要注意补充水分。

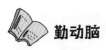 **勤动脑**

秋天，吃什么食物能够"润肺"呢？

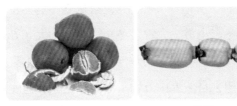

橘子　　　　　　　　　莲藕

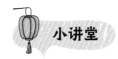 **小讲堂**

中医的"阴阳"

阴阳学说是古人通过对自然界事物的观察，总结提炼出来的普遍规律。

古人认为，凡是温暖、向上、向外、明亮、活动的属性，都属于阳的范畴；与阳相对的，就是阴，即凡是寒冷、向下、向内、晦暗、静止的属性，都属于阴的范畴。比如，朝南向阳的地方属阳，朝北背日的地方属阴。《素问·阴阳应象大论》说："阴阳者，天地之道也，万物之纲纪，变化之父母，生杀之本始，神明之府也。治病必求于本。"也就是说，"阴"与"阳"是天地之间最根本的规律，是万物产生和死亡的根本原因。宇宙之间的巨变与细微变化，都是由阴阳的变化引起的。因此，治疗疾病必须从根本上找原因，这个根本原因就是阴阳。

4. 冬季养生

（1）冬令主藏

《素问·四气调神大论》："冬三月，此谓闭藏。水冰地坼，无扰乎阳。"所谓"冬三月"，指从立冬起至立春止的3个月，包括立冬、小雪、大雪、冬至、小寒、大寒6个节气。冬季是一年中气候最寒冷的季节，这时草木凋零，万物闭藏。虽然放眼望去自然界中万物一派萧条之景，但实际上草木的凋零是为了给根部积蓄能量；蛰虫伏藏，以冬眠的状态养精蓄锐，是为来年的生机勃发做准备。人体与自然相应，因此冬季人体代谢也处于相对缓慢的水平，人体生理功能表现为"闭藏"的特点，养生的重点也着眼于"藏"。

藏，即闭藏、固密储藏、储存能量的意思。中医学认为，肾主闭藏，储藏五脏六腑之精。肾所藏

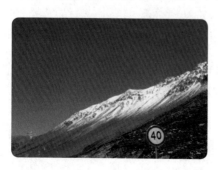

之精，包括出生时从父母处获得的具有生殖作用的精微物质（先天之精），还包括从饮食水谷物中获得的精微物质（后天之精）。先天之精又叫生殖之精，贮藏于肾，有度地排泄以繁衍生命；后天之精经脾气转输至各个脏腑，化为脏腑之精，供给脏腑生理活动的需要，推动和调控各脏腑的功能。先天之精和后天之精相互依存、相互为用。

（2）早睡晚起

冬季要早睡晚起，最好日出后再起床。冬季是万物闭藏的时节，这个时候人也应该闭藏，而睡觉就是闭藏的过程。早睡可以使人体得到充足的休息，有利于阳气潜藏、阴精积蓄；日出之后再起床则能避寒就温，避免寒邪伤及人体阳气，使得肾精闭藏而不外泄耗散。

（3）关于"神补"

冬季精神调养应该遵循"闭藏"的特点，使"神藏于内"。所谓"神藏于内"，指情绪应该收敛，保持平和、和缓的心态，避免情绪大起大落。正如《素问·四气调神大论》所言，"使志若伏若匿，若有私意，若已有得"，要使神志深藏于内，就像人有隐私、心有所获一样。这样，就能保证冬季阳气伏藏的正常生理不受干扰，养精蓄锐，有利于来年开春阳气萌生。这种通过调摄情志而调养脏腑的方法即为"神补"。

（4）冬季养护

肾气与冬气相应，冬季寒水当令，气候寒冷，万物闭藏，此时可利用合适的养生方法保养肾精，使精充火旺，阴阳相济，为来年春季肝气的升发条达奠定基础。因此，使肾中之精闭藏而不外泄是冬季养生的关键。

中医学认为，冬季是人体进补的最佳时机。冬季气候寒冷，阳气闭藏，人体处于蓄积能量的时期，由于自然界的寒邪易伤人体阳气，因此饮食宜温热，以达到"藏热量"的目的。肾是人体的根本，所以冬季摄取食物应当以补肾温阳、培本固元为首要原则。冬季饮食宜多吃温性食物，常以羊肉、韭菜温补肾阳，以海参、芝麻、黑豆等填精补髓。

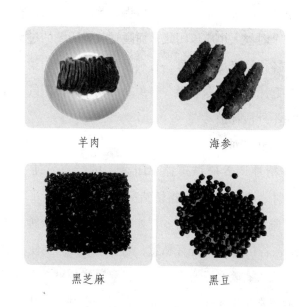

羊肉　　　　　　　　　海参

黑芝麻　　　　　　　　黑豆

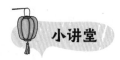

中医学的"神"

"神"有广义与狭义之分。广义的神是人体生命活动外在表现的总称，包括生理性和病理性外露的征象。狭义的神仅指精神意识思维活动。在中医学理论中，"神"的概念很广泛，其含义主要有三：一是指自然界的物质变化功能；二是指人体生命的一切活动；三是指人的精神意识。神的盛衰是生命力盛衰的综合体现。如果一个人神采奕奕、精神饱满、反应灵敏，这种状态称为"得神"；如果精神不振、少气懒言、动作迟缓，这便是精气不足、神气不旺的表现，这种状态则称为"少神"。

二、导引健身

导引，是呼吸运动（导）与肢体运动（引）相结合的一种养生术，是我国古代盛行的健身养生方法。古代导引术式多样，如五禽戏、八段锦等。

1. 五禽戏

传说华佗外出途中，看到一个孩子抓着门栓来回荡着玩耍，便想起"户枢不蠹"（指经常转动的门轴不会被虫蛀）的道理，由此联想到人体很多疾病都是由气血不畅引起的，如果人体也能够像"户枢"那样经常活动，气血通畅，那么就不容易生病了。于是，华佗在诊病之余专心研究，参照当时人们锻炼身体的方法，创造出了一套模仿虎、鹿、熊、猿、鸟五种动物动作的锻炼方法，即五禽戏。

广陵郡的吴普，曾拜华佗为师学习医术。据说吴普原来是个官宦子弟，四体不勤，五谷不分。有一次，华佗带他外出采药，一回来他就"病"倒了。华佗给他把脉，发现他脉象平和，并没有生病，只是平时缺少锻炼才会这样。华佗对吴普说："人要想身体强壮，减少疾病，延年益寿，最有效的方法是适度锻炼。我教你一套五禽戏，你天天练习，身体就会变得强壮，不会轻易生病了。"说完，他拿出一本记有五禽戏的书交给吴普，走到院内演示了一遍五禽戏。从此，吴普每天练习五禽戏，身体由弱变强，活到九十多岁仍耳聪目明，牙齿也完整坚固。

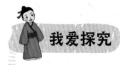

我爱探究

五禽戏的动作要领

虎戏：手脚均着地，模仿老虎身体前后振荡，向前 3 次，向后 2 次。做完后，两手向前移，伸展腰部，同时抬头仰脸，低头向前平视，还原。按照以上方法连续做 7 遍。虎戏有益于肝脏。

鹿戏：先手脚着地，伸展脖子往后看，向左后方看 3 次，向右后方看 2 次，即左后、右后、左后、右后、左后；继而两脚交替伸缩，左 3 次，右 2 次。鹿戏能使腰身得到充分锻炼，对肾脏有好处。

熊戏：先身体仰卧，两手抱着小腿，抬头，身体向左滚，再向右滚，左右滚转各 7 次；然后屈膝深蹲，两手在身旁按地，上身晃动，左右各 7 次。熊戏有健脾益胃的功效。

猿戏：身体直立，两手攀物（最好是高单杠），把身体悬吊起来，上下伸缩7次，如同引体向上。在一手握杠、两脚钩杠的基础上，另一手屈肘按摩头颈，左右各7次。猿戏突出猿猴的机警、灵敏，锻炼的是心。

鸟戏：两手臂向上伸直，左脚翘起，同时伸展两臂，扬眉鼓劲，模仿鸟飞翔的姿态，再翘右脚，交替各7次。坐在地上，伸直两腿，先屈右腿，两手攀足底，拉腿膝近胸，稍停后伸直再换左腿，左右各7次；然后缩伸两臂各7次。鸟戏突出练胸廓部位，对应五脏中的肺。

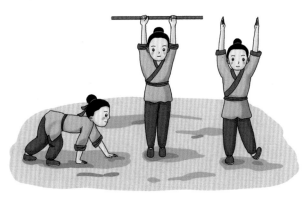

虎戏、猿戏、鸟戏

2. 八段锦

八段锦是我国医疗体育的瑰宝之一，是一项历史悠久、简单易学、行之有效的健身术，值得大力提倡。

邓铁涛（1916—2019），著名中医学家，首届国医大师。据邓老介绍，他每天醒来后不急于下床，而是先在床上静坐、调整呼吸，安定心神。然后按摩四肢，使四肢气血流通。起床后，还要练习一段八段锦。每次锻炼完，都会感到精力充沛、气血调和。

邓铁涛十分推崇"八段锦"养生，与人合作编著《八段锦——邓铁涛健康长寿之道》一书，目的在于宣传导引养生之道，使弱者壮、老者健，防病治病，益寿延年。邓老在该书"前言"中写道："中国已经进入小康社会，人口老龄化时代已来临，'寿而康'成为人们幸福的追求。没有一个健康的身体，即使有更多的物质财富，也是空的。健康不能用钱去购买，健康也不能到老年或有病的时候才去重视。"邓老还指出，正如《黄帝内经·四气调神大论》所说："犹渴而穿井，斗而铸锥，不亦晚乎！"健康长寿要靠锻炼、靠积累。那种"生死由命，富贵在天"的宿命论思想是错误的。我国有着数千年的优秀传统文化，其中有不少宝贵的养生理论与实践值得继承和发展。

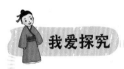

八段锦的动作要领

八段锦的体势有坐式和立式两种。坐式练法恬静、运动量小，适合在起床前或睡觉前穿内衣锻炼。站式运动量大，适于各年龄段、各种身体状况的人锻炼。

（1）坐式八段锦

宁神静坐： 采用盘膝坐式，抬头挺胸，目视前方，放松肩部，腰脊正直，两手轻握，置于小腹前的大腿根部。静坐 3～5 分钟。

手抱昆仑： 随后将两手交叉，自身体前方缓缓向上，经头顶上方将两手掌心紧贴在枕骨处，手向前用力，颈向后用力，稍作放松后重复对抗用力，反复10 余次，使颈部肌肉一张一弛地运动。

指敲玉枕： 上式完毕，呼吸 9 次。两手掌掩于双耳外，两手中指相对，贴于两侧玉枕穴旁，随即将示指叠于中指指背上用力滑下，弹于玉枕穴上，左右指同时弹击 24 次。

微摆天柱： 低头扭颈向左右侧视，肩膀也随之左右摇摆与转动，连做 24 次。

手摩精门： 做自然深呼吸后屏气片刻，随后将两手搓热，以双手掌推摩两侧肾俞穴 20 次左右。

左右辘轳： 弯曲两臂，先以左肩关节行环转动作（类似摇辘轳状）36次，然后右肩关节做相同动作。

托按攀足： 接上式，双手十指交叉，掌心向上，做上托的动作；稍停片刻，翻转掌心朝前，双手向前按。稍作停顿，松开交叉的双手，做弯腰攀足的动作，用双手攀两足的涌泉穴，两膝关节不要弯曲，重复数次。

任督运转： 正身端坐，鼓漱吞津，意守丹田，以意引导气从丹田沿任脉下行至会阴穴接督脉沿脊柱上行，至督脉终结处再循任脉下行。（丹田：指下丹田，在脐下3寸关元穴处。意守丹田：把注意力集中到脐下的部位，这样可以安静下来，更有助于腹式呼吸。）

（2）立式八段锦

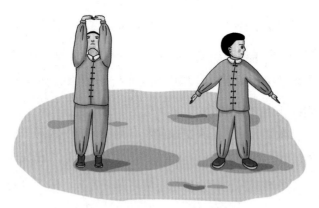

两手托天理三焦、五劳七伤望后瞧

第一段：两手托天理三焦

两脚开立与肩同宽，双手自身侧交叉于腹前，再向上徐徐托举至胸前，伴呼吸继续向上托举，力达掌根，眼看手背，同时两足跟随之尽量上提；交叉的双手自头顶分离，缓慢从身两侧下移，伴呼吸，复交叉于腹前。此动作可重复 6 ~ 8 次。本段动作可加强四肢和躯干的伸展运动，通畅三焦，调理气血，有助于缓解颈肩僵硬疼痛等不适。

第二段：左右开弓似射雕

左脚开步站立，两手掌心向上，于胸前呈交叉状，左手在外，两掌心向内，目视前方；两腿屈膝呈马步，左手示指与拇指撑开，左臂缓缓拉向左外方并伸直，头随之左转，目视左手示指，同时右掌在胸前屈指呈"爪"式，并向右拉至肩前，呈拉弓状；身体重心向右，目视右掌五指伸开，并向上向右前约小于 30° 方向划弧，与肩同高，指尖朝上，掌心斜向前；左脚收回呈并步状，两掌分别从体侧下落。右侧如前法，左右反复交替进行 6 ~ 8 次。本段动作通过扩胸、伸臂可以锻炼胸胁部和肩背部肌肉，加强气血运行，有助于改善因错误姿势所致的身体不适症状。

第三段：调理脾胃须单举

全身放松，直立，两臂自然垂于身两侧，掌心向内。重心右移，向左迈开一步，两脚与肩同宽，两手捧气上升，指尖相对，置于中脘穴。左手掌心向上，左肩徐徐上提，至胸部时翻掌，使掌心朝上，极力上撑；同时右手掌心向下，极力下撑。双手同时上下撑掌，手臂伸直，力达掌根。定式：左手指尖向右，右手指尖向前，使人体处于上下对拉拔伸的状态。然后按撑掌原路收回至腹前，还原到预备式。再出右脚，重复上述动作。如此左右交替6~8次。本段动作可增强脾胃运化功能，增进饮食，促进消化。

第四段：五劳七伤望后瞧

两脚分开站立与肩同宽，抬头挺胸，目视前方，同时两臂伸直，掌心向后；两臂充分外旋，掌心向外，同时头向左后方缓缓旋转，目视左斜后方135°左右；松腰沉胯，重心缓缓下移，两腿膝屈，两臂内旋，掌按髋侧，指尖向前，目视前方。右侧如前法，左右反复交替6~8次。本段动作舒展上身肌肉，舒筋活络，畅行气血，提振阳气，对颈部与腰部僵硬疼痛有较好的缓解作用。

第五段：摇头摆尾去心火

两腿屈膝呈马步，两手沿体侧外划弧落下，两掌扶膝上方，肘微屈；身体右倾，低头并向前向左旋转，然后身体后仰抬头，再自左向右旋转，回到正中位。左侧如前法，左右反复交替 6～8 次。本段动作对全身气血有良好的促进作用，摇头摆尾、旋转身体，可以发汗祛热，去除心火。

第六段：两手攀足固肾腰

两足并立，两手上举过肩，掌心相对，向下收至两侧胁部，向后摩腹至两侧腰部；两手再沿腰部向下摩行，经臀部、大腿、膝腘窝、脚后跟，直至脚背，两膝始终保持正直；然后身体逐渐直立，两手掌心向上，收于胸腹之间。如此反复进行 6～8 次。本段动作可充分伸展腰背肌肉，可起到提升阳气、固护腰肾的作用。

第七段：攒拳怒目增气力

两腿微屈，呈半蹲式马步，两手握拳于腰侧；瞪目圆睁，目视左拳缓缓用力向前击出，与肩同高，拳眼向上；左臂内旋变掌，虎口朝下，之后左臂外旋，肘微屈，掌心向上变握固后收回腰间。右侧如前法，左右反复交替 6～8 次。本段动作可以促进气血运行，益气强身，长期坚持可使气力充沛，增强体力与耐力。

第八段：背后七颠百病消

全身放松，并步直立，两掌自然下垂；两脚随呼吸上提脚跟，提臀收肛，膝关节绷直，两臂自然下垂，头用力向上顶，动作稍停；膝关节绷直，随呼气脚跟坠地，稍用力，微震地表。如此反复颠足 7 次。本段动作与两手托天理三焦的作用恰恰相反，托天的目的是拉伸，而本段动作是使全身关节肌肉得到放松而复位。

3. 养生十三法

药王孙思邈重视养生，在实践中取得很好效果。孙思邈的养生十三法又名"耳聪目明法"，流传至今。

发常梳：此法能明目祛风，预防头痛、耳鸣。其方法是：将手掌互搓，使掌心发热，然后用十指从前额向后颈梳发。早晚各做 20 ~ 30 次。

目常运：古人称作"运睛"。此法可以增强视力，纠正近视和弱视，去内障、外翳（yì）。其方法是：先闭眼，然后用力睁开，双目先从左转到右，从右转到左，再从上转到下，从下转到上，各运转 15 次。然后闭紧双眼片刻，再睁大眼睛。重复做 3 次。

齿常叩：此法能使牙齿坚固。其方法是：口微微合上，上齿与下齿相互轻轻叩击。早晚各叩齿 36 次。

津常咽：即漱玉津。玉津，指干净的唾液、口水。此法可以润滑肠道，助食消化。其方法是：口微微合上，舌顶上腭，口不言语，几分钟后，口中会积攒半口左右的津液，然后漱口，分 2 ~ 3 次咽下。

耳常鼓：此法有助于增强听力，防治头晕耳鸣。其方法是：①两手掌心掩住双耳，用力向内压，然后放手，可听到"扑"的一声。重复做 10 次。②双掌掩耳，将耳廓向前折压，双手示指压住中指，以示指用力弹风池穴 10 下，闻及"扑扑"有声。

面常洗：此法可以使面部肌肤润泽，消除皱纹。其方法是：双手互搓 36 次，令手心发热，再以手掌摩面。

头常摇：此法可以使颈肩气血流畅，预防肩颈僵硬与颈椎增生。其方法是：双手叉腰，闭目，垂头，缓缓向右扭动，复位，再向左扭头，共做 6 次。

腰常摆：此法可以强肾固精，预防消化不良、胃痛、腰痛。其方法是：身体和双手有韵律地摆动。当身体向左扭动，右手在前，左手在后，右手轻拍小腹，左手轻拍命门穴。再从另一方向扭动，重复做 50 ~ 100 次。

腹常揉：此法可以帮助消化，消除腹部鼓胀。其方法是：搓热两手再相叠，掌心贴按于脐，以脐为中心，顺时针方向按摩 30 ~ 50 次。

肛常提：古人称作"摄谷道"。此法能升提中气，固精止泻，预防痔疮。其方法是：吸气时稍用力摄提肛门与会阴部，闭气，维持数秒，直至不能忍受，然后呼气放松。早晚各做 20 ~ 30 次。

膝常扭：此法可引气血至膝部，预防膝关节疼痛。其方法是：双腿并拢，膝部紧贴，微微下蹲，双手按膝，向左右扭动，各做 20 次。

常散步：其方法是：全身放松，挺直胸膛，轻松缓慢地行走。散步活动适宜于饭后进行，可以与干洗面、揉腹等活动协同进行。

脚常搓：古人称作"擦涌泉"。此法可以促进睡眠，有助于降血压，预防头痛。其方法是：光脚，以手掌心擦涌泉穴，每侧擦 50～100 次，擦热为止。

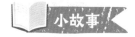

皇甫隆的养生之道

关于唾液，还有一则有趣的故事。

三国时期，曹操向老臣皇甫隆请教养生之道。皇甫隆当时已经年逾百岁，仍精力充沛、面色和悦，被称为"神仙"。曹操十分恭敬地说："卿已过百岁，身体如此康泰，此乃本朝之美事，我听说您有养生秘方，能否写给我看看？"皇甫隆边写边说："养生有道，道甚易之，但莫能行。"意思是说，养生虽然有方法，但方法太简单、太普通了，就在日常生活中，人们反而不能坚持。说完后，皇甫隆将手迹交给曹操。曹操打开一看，见只有一个"活"字，大笑起来，问道："'活'字是何意？"皇甫隆解释道："'活'字由两个字组成，一边是'水'，一边是'舌'。千口舌边水，组成一个'活'。要活，要长生，就要在舌边水上下功夫，经常吞咽口水，这个妙方叫'饮玉泉'。唾液在人体内就像山中循环的泉水，泉水润下，山便有了灵气；唾液充盈，在人体脏腑形成良性循环，入心化血，入肝明目，入脾养神，入肺助气，入肾生精。"曹操听后，连连称妙。

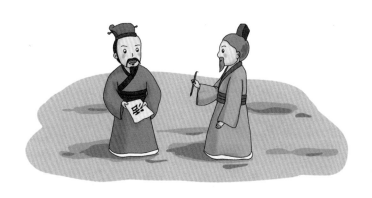

三. 合理饮食助健康

古代有"食药同源""食医同源"等观点，说明中医药的起源与饮食存在密切关系，合理饮食是身体健康的重要保障。

1. 食物的四性

药食均有"四性五味"之说，适用于药物的性味理论同样适用于食物。何谓食物的"四性"呢？

食物的"性"，指食物的性质。"四性"即为寒、热、温、凉四种性质。此外，寒热性质均不明显的就称为平性，但平性只是相对而言，并无绝对的平性食物。人们日常食用的食物以平性居多。

寒与凉、温与热的性质基本相同，只是程度不同，温次于热，凉次于寒。一般而言，寒凉性质的食物具有滋阴、清热、泻火、凉血、解毒等作用，温热性质的食物具有温经、助阳、活血、通络、散寒等作用。

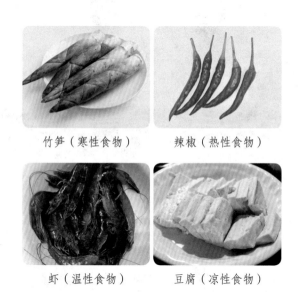

竹笋（寒性食物）　　　辣椒（热性食物）

虾（温性食物）　　　豆腐（凉性食物）

食物四性举例：

热性食物：芥子、肉桂、辣椒、鳟鱼、花椒等。

温性食物：韭菜、小茴香、香菜、佛手、南瓜、葱、生姜、大蒜、桂圆、荔枝、鹅蛋、羊肉、狗肉、鹿肉等。

平性食物：大米、玉米、花生、黄豆、蚕豆、赤小豆、黑豆、土豆、芋头、莲子、榛子、芡实、香菇、银耳、黑木耳、白菜、大头菜、圆白菜、胡萝卜、葡萄、黄鱼、青鱼、鲤鱼、鲫鱼、泥鳅、鸡蛋、猪肉等。

凉性食物：薏米、绿豆、豆腐、菱角、蘑菇、茄子、白萝卜、冬瓜、丝瓜、油菜、菠菜、苋菜、芹菜等。

寒性食物：苦瓜、黄瓜、蕨菜、竹笋、茭白、荸荠、柿子、甘蔗、柚子、桑葚、西瓜、甜瓜、紫菜、海带、田螺等。

2. 食物的五味

食物的"五味"，指食物的酸、苦、甘、辛、咸五种味道。此外，还有淡味和涩味，由于淡味附于甘，涩味附于酸，因此仍称为五味。食物的五味并不是完全按照人所尝到的味道来划分的，有些是根据临床功效来划分的，这就导致部分食物的"味"与平时所品尝到的味道不一样。

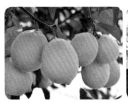
柠檬（酸味食物）

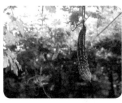
苦瓜（苦味食物）

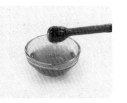
蜂蜜（甘味食物）

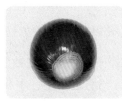
洋葱（辛味食物）

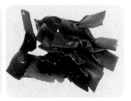
海带（咸味食物）

酸味食物具有收敛、固涩作用，可用于治疗汗出、泄泻、尿频等。这类食物包括西红柿、山楂、葡萄、杏、柠檬、橘子、杨梅、醋、乌梅、木瓜、柠檬、枇杷、橄榄等。

苦味食物具有清热、泻火、燥湿、降气、解毒等作用，可用于治疗热证、湿证等。这类食物包括苦瓜、茶叶、酒、醋、橘皮、白果、芹菜等。

甘味食物具有补益、和中、缓急等作用，一般用于治疗虚证。这类食物包括蜂蜜、丝瓜、竹笋、土豆、菠菜、南瓜、胡萝卜、白菜、黄瓜、豆腐、木耳、黑芝麻、无花果、牛肉、鸡肉、鸭肉、鱼及米面杂粮等。人类日常食用的食物多为甘味。

辛味食物具有发散、行气、行血作用，多用于治疗表证。这类食物包括生姜、葱、洋葱、大头菜、芹菜、辣椒、胡椒和酒等。

咸味食物具有软坚散结、泻下、补益阴血等作用，可用于治疗瘰疬、痰核、痞块、热结便秘、阴血亏虚等。人们每天食用的盐及动物内脏、大部分海产品属于咸味食物。

3. 五味调和才能健康

《素问·生气通天论》指出："谨和五味，骨正筋柔，气血以流，腠理以密，如是则骨气以精。谨道如法，长有天命。"说明了五味调和对身体健康、益寿延年的重要性。

《素问·生气通天论》还说："阴之所生，本在五味；阴之五宫，伤在五味。是故味过于酸，肝气以津，脾气乃绝；味过于咸，大骨气劳，短肌，心气抑；味过于甘，心气喘满，色黑，肾气不衡；味过于苦，脾气不濡，胃气乃厚；味过于辛，筋脉沮弛，精神乃央。"其大意是：过食酸味，会使肝气亢盛，从而导致脾气衰竭；过食咸味，会使骨骼损伤，肌肉短缩，心气抑制；过食甜味，会使心气满闷，气逆作喘，颜面发黑，肾气失于平衡；过食苦味，会使脾气不升，导致胃气壅滞；过食辛味，会使筋脉败坏，发生弛纵，精神受损。此处特别强调了五味偏食对人体的损害，虽然食物的偏性不如药物大，但是如果日积月累地食用偏性食物，不注重饮食调和，便会产生疾病。

五味所属五脏及代表食物

五味	五脏	代表食物
酸	肝	西红柿、山楂、葡萄、杏、柠檬、橘子、杨梅、乌梅、醋
苦	心	苦瓜、苦菜、茶叶、白果
甘	脾	丝瓜、竹笋、土豆、菠菜、南瓜、胡萝卜、白菜、黄瓜、无花果、牛肉、鸡肉、鸭肉、鱼及米面杂粮
辛	肺	生姜、大葱、洋葱、辣椒
咸	肾	盐、动物内脏及大部分海产品

张仲景《金匮要略》说："所食之味，有与病相宜，有与身为害。若得宜则益体，害则成疾。"告诫人们恣食五味对身体的害处。例如，嗜好甜食并经常食用的人，患糖尿病的风险要高于常人；住在海边经常食用海产品的人，比普通人更容易受到痛风的困扰。现代营养学讲究营养均衡，中医学则讲究饮

食五味调和，酸苦甘辛咸五味俱全，不要偏嗜，才能保持身体各脏腑之间的平衡。

4. 食疗养生

明代医药学家李时珍说："饮食者，人之命脉也。"食物是人体摄取营养、维持生命活动必不可少的物质。食物进入人体后，会在脾胃的共同作用下，转化为人体所需的精微物质，以维持正常的生命活动。

中医养生观讲究"和"，即不偏不倚。正常情况下，人体处于"阴平阳秘"的健康状态，也就是阴阳互相平衡的状态。如果机体失去阴阳平衡状态，就会产生疾病。若注重日常的饮食调养，针对自身体质选择适宜的食物，从生活点滴中逐渐纠正偏颇，就能达到养生的目的。

中医强调"不治已病治未病"，注重疾病的预防。而民以食为天，人每天都离不开食物，所以合理饮食是"治未病"的重要环节。中医食疗的历史悠久，《周礼·天官》就有关于食医的记载。食医是专职管理宫廷饮食的医官，相当于现在的营养师。《素问·脏气法时论》说："五谷为养，五果为助，五畜为益，五菜为充，气味合而服之，以补益精气。"谷肉果蔬气味不尽相同，必须均衡摄取，使气味调和才能起到补益精气、强身健体的作用。

《黄帝内经》的"五谷""五果""五畜""五菜"与"五味"

	酸	苦	甘	辛	咸
五谷	麻	麦	秔米	黄黍	大豆
五果	李	杏	枣	桃	栗
五畜	犬	羊	牛	鸡	猪
五菜	韭	薤	葵	葱	藿

勤动手

鸡子黄与薏米饭

鸡子黄，就是鸡蛋黄，味甘，微温，入足太阴脾经和足阳明胃经，历来有补益脾胃、除烦疗疮的功效。薏米，即薏苡仁，味甘，性平，入足太阴脾经、足阳明胃经和手太阴肺经，能利水渗湿、健脾止泻。两者一起食用，对身体虚弱之人有补益功效。

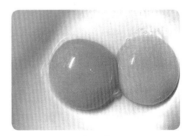

鸡子黄

5. 吃对才能助病消

中医食疗注重"三因制宜"。利用食物预防、治疗疾病要根据个人体质、所处的季节及地理环境而定，不能盲目进补，只有吃对了才能起到调养身体、预防疾病的作用。

每个人的体质不同，所处的生理时期或疾病的病理阶段也不同，所以要因人制宜。有的人平素体虚，经常畏寒怕冷，属于阳虚体质，那么不宜长期食用寒凉的食物；有的人体型肥胖，脾胃消化功能差，属于痰湿体质，那么就不宜过食肥甘厚腻的食物，即减少大鱼大肉的摄入，避免食用过于荤腥的食物。大病初愈的人，正气虚弱，脾胃运化功能较差，无力运化吸收精微物质，如果此时食用大量油腻滋补的食物，便会加重脾胃的负担，使脾胃进一步受损，正气也难以恢复。此外，盲目进补会助长邪气，从而加重疾病，这就是中医学所说的"食复"之证。因此，大病初愈时，不宜进食肥甘厚味，饮食应该以清淡为主，少吃滋补的食物，才能起到缓慢调理的作用，使正气微微升发，身体才会康复。

四时节气、晨昏昼夜的阴阳变迁，对人体影响极大，所以进行食补的时候应该顺应节气变化，方能达到食补的目的。正所谓春夏养阳，秋冬养阴，而"冬吃萝卜夏吃姜"正印证了这个道理。

每个人所处的地域不同，自然条件就有所差异，这导致人的体质和病变特点也不一样。因此，饮食也需要因地制宜，才能发挥食疗的作用。我国岭南地区气候湿热，人也容易"上火"，所以广东人喜爱喝凉茶。凉茶味苦性寒，苦能燥湿，寒凉下火，能消除身体的不适。

中医学在长期医疗实践中摸索出了各类疾病的饮食禁忌，为后世疾病的治疗与康复阶段的饮食禁忌提供了原则和范例。

6. 冬吃萝卜，夏吃姜

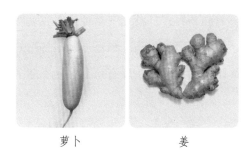

萝卜　　　　　　　姜

俗话说："冬吃萝卜夏吃姜，不请医生开处方。"可能很多人会困惑，为什么冬天很冷还要吃性凉的白萝卜，夏天很热还要吃热性的姜呢？

夏季，阳气处于较为旺盛的状态，由于气候渐热，人们往往会出汗，许多人贪凉就会吃很多寒凉的食物，或者露宿乘凉，长此以往，则会导致脾胃损伤、阳气衰减、胃中虚冷。生姜性热，此时可以吃一点生姜来温胃健脾，补充阳气。而在秋冬季节，人们的运动量相对减少，阳气的消耗也相对少，但体内阳气内收，胃内烦热，此时吃点淡凉的白萝卜可以清除烦热。

7. 夏天的绿豆汤，你喝对了吗？

"夏天一碗绿豆汤，解毒去暑赛仙方"的谚语在民间广为流传。在酷热难耐的夏天，喝绿豆汤可以清热解暑。

《本草纲目》记载，绿豆性寒，可消肿下气，压热解毒。据《日华子本草》记载，绿豆可"补益元气，和调五脏，安精神，行十二经脉，去浮风，润皮肤，宜常食之"。绿豆不仅可以清热解暑，还能够养和肠胃，补益元气。现代研究表明，绿豆可以增进食欲，还能预防多种疾病。绿豆虽有很多功效，但体质虚弱，尤其素体阳虚的人，以及患有寒证的人不能多食。

四、情绪影响健康

人在认识事物或者社交活动中，对任何人、事、物都不是冷酷无情、无动于衷的，总是表现出某种相应的情感，如高兴或悲伤、喜爱或厌恶、愉快或忧愁、兴奋或恐惧等。每个人都有喜、怒、忧、思、悲、恐、惊七种正常的情志活动，正常情况下，七情不会导致或诱发疾病。《素问·气交变大论》说："有喜有怒，有忧有丧，有泽有燥，此象之常也。"意思是说，一个人有时高兴，有时发怒，有时忧愁，有时悲伤，如同自然界气候的变化，就像有时候下雨，有时候干燥一样，是一种正常的现象。但是，强烈持久的情志刺激，引起情绪过度变化，超越了人体的生理和心理适应能力时，则容易损伤脏腑精气，导致功能失调，诱发多种疾病。

1. 恐伤肾

恐，指恐惧不安、精神过度紧张。中医学认为，过度恐惧则消耗肾气，使精气下陷，升降失调而出现二便失禁、遗精、滑泄等，严重者会发生精神错乱，出现癫病或昏厥。

相传古时候，有一个读书人上山游玩，到了山顶，被秀美的山川景色吸引，随即诗性大发，边吟诗边游玩，好不逍遥。转眼间天色渐黑，这才想起应该下山回家了。下山途中经过一座古寺，黑暗中感觉有个面目狰狞的巨大怪物横卧在寺院的门口，大吃一惊，一溜烟跑回了家里。从此之后，这个读书人总是感觉有尿意，小便一天能达到数十次，而且经常会出现点滴遗尿。于是，家人请来医生诊治，医生看过之后说："这是由于惊恐造成的，恐则伤肾，导致肾气不固，所以小便次数才会多。"医生给他开了处方，读书人服用几剂药后就痊愈了。

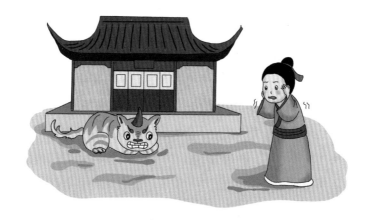

💡 小贴士

当人惊恐的时候，如果能静下心来思考，就会克服恐惧的心理。因此，遇到突发事件时，不要惊慌，应该冷静下来思考，这样可以制约不安情绪。

2. 怒伤肝

怒，指暴怒或怒气太盛。中医学认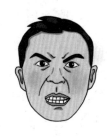为，肝气宜疏泄、条达。如果过度愤怒或抑郁，就会损伤肝，使肝的功能失常，导致肝气横逆、上冲，从而出现面赤、头晕、胁痛、胸满、饮食减少等病症。严重时还会血随气逆，蒙蔽清窍，出现昏厥。

《三国演义》诸葛亮三气周瑜的故事就是"怒伤肝"的典型案例。

第一气是赤壁之战后，面对强大的魏国，吴国名将周瑜与蜀国约定，先由吴国攻打魏国的南郡，如果攻打不下，那么攻打南郡的主动权就转交给蜀国。在这次战斗中，周瑜攻坚失利，还受了箭伤。蜀国诸葛亮则将计就计，不费吹灰之力夺取了南郡等地。劳而无功的周瑜怒由心生，金疮迸裂，摔下马来。

第二气是刘备夫人死后，孙权按照周瑜的计策假装将自己的妹妹许配给刘备，想骗刘备到吴国成婚，再乘机扣留他以夺回借给蜀国的荆州。结果诸葛亮使出计谋，不但让刘备带着孙权妹妹安全回到蜀国，还让追赶刘备的周瑜军队中了埋伏。中计的周瑜怒火中烧，气得吐血，金疮再次迸裂。这就是"赔了夫人又折兵"这句俗语的由来。

第三气是周瑜担心蜀国借荆州之地不断壮大势力而威胁到吴国，多次要求蜀国归还荆州。蜀国答应在占领西川之后再归还，却迟迟不攻西川。此举令周瑜气急败坏，以出兵收复西川为名，打算路过荆州时乘机夺回，结果被诸葛亮识破，使得军队被围困。周瑜虽然怒不可遏，但又无可奈何，于是仰天长叹："既生瑜，何生亮！"三次激怒，导致周瑜旧伤复发，最终不治身亡。

诸葛亮三气周瑜的故事是小说家罗贯中虚构的，实际上并无此事。在正史中，周瑜心胸宽广，与《三国演义》所描写的形象完全不同。

小贴士

怒气在很多情况下是因事不遂愿而引起的，所以换位思考、仔细倾听、了解对方的想法非常重要，在此基础上保持一颗宽容之心也十分必要。对别人宽容，就不会因为他人没有满足自己的要求或做了让自己生气的事情而勃然大怒；对自己宽容，就不会因为事不遂心而怒从心生。这都有助于从愤怒的情绪状态中解脱出来。

3. 思伤脾

思，是集中精力对事物进行分析和思考的一种情志活动。中医学认为，思虑过度或思虑久而不解，就会使精神消沉，气结于内，阻滞不畅，气机升降失调，影响脾胃，脾胃运化失职，则会导致食欲大减，饮食不化。故中医有"思虑伤脾"之说。长期思虑不解，必然耗伤心神，从而出现怔忡（自觉心中剧烈跳动）、健忘、精神萎靡不振等病症。

明代医学家江瓘广泛收集明代以前的医案记录，编成了对后世影响很大的《名医类案》。该书记载了一例由于思虑过度导致脾胃病的医案：

有一人在夜间饮酒过度，因醉酒而口渴，朦胧中误喝了水槽内的积水。第二天醒来，他发现水槽里都是红色的小虫子，于是忧心忡忡，日思夜想，引发了饮食难下的疾病。虽然遍请名医诊治，但是都没能治愈。

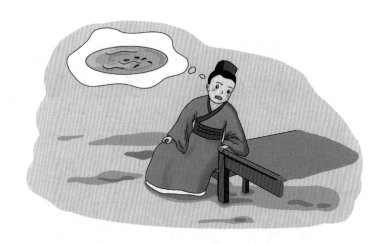

后来有一位名叫吴球的医生前去给患者看病。他的治疗方法与众不同：首先将像虫子一样的红线剪断，偷偷放进通利大便的药丸中。然后让病人服下药丸，同时请家人在便桶里多放些水。在药丸的作用下，病人很快解出糊状大便，红线漂浮在便桶内的水面上，清晰可见。病人把红线当成了虫子，以为排出体外了，从此摆脱了怪病的困扰。

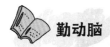 **勤动脑**

思虑过度为什么会伤脾？

西医学认为，人在思考问题时，血液大量集中于脑部，脾胃的血液供应量相应减少，导致脾胃的消化吸收能力减弱。从这个意义上讲，进餐时思考问题，容易伤害脾胃的消化功能。

中医学认为，脾的功能是将水谷精微等营养物质输送至心肺等脏器，并通过脏器的作用化为气血能量供应身体各处。如果思虑过度，则脾运化精微物质的功能就会受到影响，气血生成减少，身体就会因缺乏能量供应而感到疲乏，这就是长时间思考问题容易出现头晕乏力的原因。

4. 喜伤心

喜，指狂喜、过喜，是一种非正常的精神状态。中医学认为，正常状态下的喜悦，能使气机舒畅，而狂喜过度，则会心神不藏，心气涣散，血运无力而产生瘀滞，出现心悸、失眠等病证。

《儒林外史》记载的"范进中举"就是一个典型案例。范进是一个穷书生，经常遭到街坊四邻及岳父胡屠户的讥笑嘲讽。科举考试屡次不中，十年寒窗不得志，生活窘迫，无法让家人填饱肚子。后来，范进经过不懈努力考中举人。由于科举考试的过程太艰辛，时间太漫长，范进难以相信这个令人兴奋的消息，因此狂喜过度而发疯了。

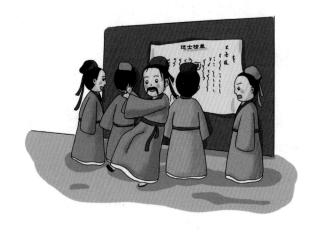

　　这个故事告诉我们，即便喜悦也要适度，控制好自己的情绪；即使身处逆境也要保持乐观积极的心态，否则很容易被情绪牵着走，身体也会出现不适症状。控制好情绪，维持好心态，是保持健康的前提。

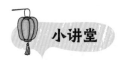

张子和的情志疗法

　　张子和是我国医学史上著名的"金元四大家"之一，他编撰的《儒门事亲》记载了10个用心理学方法治疗疾病的医案，因此被称作宋元时期的心理治疗大师。

　　张子和成功治疗过一位患郁证的富家小姐。

　　小姐在听到父亲遭遇不幸而身亡的消息后，痛哭不已，悲伤至极，随后便出现了不思饮食、心下痞满、两胁疼痛的症状。没过多久，小姐心下的部位长了一个肿块，刚开始像鸡蛋一样大，后来渐渐增大，几个月之后，肿块已长至杯子大小，十分疼痛。虽然请多位医生治疗，服用了许多药物，但肿块未见消退，加上小姐又惧怕针刺、艾灸等疗法，于是请张子和诊治。张子和问清病因后，认为这种病既没有必要用药物治疗，也没有必要用针灸疗法，于是给她采取了情绪疗法。

张子和诊病那天，正好碰见一位巫医站在旁边，于是灵机一动，模仿巫医的禹步、歌唱、舞蹈、杂耍等动作，以逗乐患者。小姐被张子和滑稽的模样逗得开心，开始小笑，后来忍不住大笑起来，甚至都不敢直视医生，只好对着墙壁捧腹大笑。小姐自患病以来，从未这样开心过。张子和又通过快乐情绪的感染、音乐的熏陶，改变了她原来忧郁的心情。从此以后，小姐变得乐观起来，胃脘部的结块逐渐消散，恢复了以往正常、健康的生活。

张子和治疗富家小姐郁证的医案，是情志相胜疗法"喜胜悲"的具体应用。从这个故事可知，每一种疾病都有合适的治疗方法，情志之病可以采取情志疗法，用情志相胜的方法能够很好地解决问题。

5. 忧伤肺

忧，指忧愁、担忧，常表现为悲伤恸哭，气怯神弱。中医学认为，悲伤忧愁可使肺气抑郁，耗散气阴，出现感冒、咳嗽等症状；肺主皮毛，悲忧伤肺，还可表现在某些精神因素所致的皮肤病上，如荨麻疹、斑秃、牛皮癣等。俗话说"多愁多病，越忧越

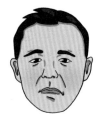

病""忧愁烦恼，使人易老""愁一愁，白了头"，事实上也正是如此。

传说古时有一位书生爱上了一家小姐，但是小姐的家人不同意。书生难以接受现实，受到打击，难过不已，不久竟得了咳疾。随着时间一天天过去，书生的咳嗽也越来越重，甚至还咳出血来。他的父亲从外地经商回来，得知情况后，马上请来一位郎中替他诊治。郎中详细了解了书生起病的原委，肯定地说："要想治好他的病，如他的心愿就好了。"父亲听后，只好去小姐家提亲。小姐的父母听闻这件事，便放宽了条件，答应了这门亲事。书生知道这个喜讯后，心中的忧虑一扫而空，咳嗽、咳血等症状也慢慢好转了。书生之所以生病，是因为遭遇了不如意的事，让他顿生忧郁；而书生之所以能康复，则是因为梦寐以求的婚事成真了，一下子驱除了他之前的忧郁情绪。

忧愁与悲伤原本是正常的情志活动，是人体对外界人和事物的正常反应。但是，如果长时间被忧愁、悲伤的情绪困扰，不能积极主动地缓解和消除这种不良情绪，这时原本正常的情志活动就会变成一种致病因素，对身体造成危害，甚至危及性命。

《红楼梦》是我国古代四大名著之一，其中有个悲情人物名叫林黛玉。她性情孤僻，多愁善感，稍有事情不如意，就会暗自哭泣流泪，最终的结局是拖着生病的身体幽怨地离开了人世。可见过度的悲伤、忧愁对人体健康是百害而无一利的。当事情进展不顺利或心中欲望得不到满足，烦恼、忧愁、悲伤接踵而至时，应该多想想令人开心的事情，去参加欢乐的活动，多开怀大笑，这样可以排解忧愁的思绪。

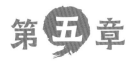

第五章

中医特色疗法

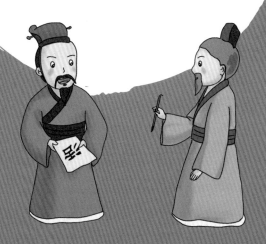

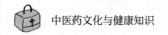

中医药在传承与发展过程中，形成了一些具有鲜明特色的治疗方法，主要包括针灸、推拿、拔罐、刮痧、药浴等。

一 针灸

针灸是利用针刺、艾灸等方法防治疾病的手段，通过经络、腧穴的传导作用，结合一定的操作方法，使人体达到阴阳平衡状态。

1. 针刺

针刺是用针刺入人体特定的穴位以达到治病目的的一种外治方法。针刺疗法在我国已经应用了数千年。《素问·异法方宜论》就有对针刺疗法的描述："南方者，天地所长养，阳之所盛处也……其病挛痹，其治宜微针。故九针者，亦从南方来。"医生使用银针刺入人体相应的穴位，可以达到治病、保健的效果。

古代用于针刺的工具是银针，现在已普遍使用一次性无菌不锈钢针灸针。在针刺前，医生要对针刺的部位进行消毒，尽量保证在无菌环境下操作。

《黄帝内经》有"九针"之说，即镵（chán）针、员针、鍉针、锋针、铍（pī）针、圆利针、毫针、长针和大针。医生会根据患者体型、针刺部位等情况，选择合适的针具。如今临床上常用的针具有毫针、三棱针、梅花针等。

医生选定针具后，应该在身体的哪个部位进行针刺呢？中医需要经过望闻问切、辨证论治，充分考虑患者体质的寒热、虚实及不同个体特性后四诊合参，才能进行恰当的穴位配伍。某些典型的疾病有比较固定的取

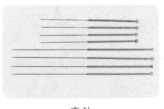

毫针

穴，如牙痛，可以针刺面部的颊车穴与手上的合谷穴；腹泻，可以针刺腹部的天枢穴配合腿上的足三里穴；胃胀不适，可以针刺胃部的中脘穴配足三里穴；感冒发热，可以针刺后颈的大椎穴；因感冒鼻塞而闻不到气味，可以针刺迎香穴来疏通鼻窍；脖子僵痛，可以针刺列缺穴；等等。这些穴位不仅取穴简便且疗效迅速，是中医临床缓解病痛的常用穴位。

针刺疗法因疗效显著，早已走出国门，逐渐被世界各国民众接受。2017 年 1 月，习近平主席访问了位于瑞士日内瓦的世界卫生组织，并代表中国政府向世界卫生组织赠送针灸铜人雕塑，推动中医药文化走向世界。

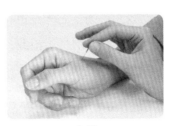

针刺

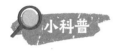

王惟一与针灸铜人

王惟一，北宋医学家，任太医局翰林医官，擅长针灸。他奉诏设计铸造了两具与成年男子具有相同身高尺寸的针灸铜人，一座置于医官院，一座放在大相国寺。铜人内藏脏器，外

壳可以拆装，体表刻有穴位，旁注穴名。

在考试或教学时，铜人体表用蜡封闭，内部注满水银，针刺中穴，针拔水出。如果没有扎准穴位，便进不了针。针灸铜人模拟扎针的方法能使学生更快学会穴位定位与进针操作，这是世界医学教育史上形象实物教学法的一种创举。

2. 艾灸

艾灸是将用艾叶制成的艾条、艾炷点燃，以其产生的艾热刺激人体穴位或特定部位，达到防病治病目的的一种外治方法。

古人云："家有三年艾，郎中不用来。"意思是说，在家中使用适宜年份的艾叶进行艾灸就能进行自我调养。艾灸四季皆可用，尤以冬季为宜。

艾叶芳香、苦燥辛散，容易燃烧。艾叶为菊科植物艾草的干叶。《本草纲目》记载，艾叶"温中、逐冷、除湿"，具有温通经脉、祛风除湿等作用。艾绒由艾叶制成，是制作艾条的原材料。艾条不仅可用于灸治某些因寒冷导致的疾病，还能作为一种熏药。艾条点燃会冒出大量烟雾，其中含有挥发出来的药物成分，对空气中的一些病原微生物具有杀灭作用，从而防止传染病的蔓延。

艾灸有多种施灸手法，如温和灸、雀啄灸、温灸器灸等。进行温和灸时，将艾条的一端点燃，对准应灸的腧穴或不适部位，距皮肤 2 ~ 3 厘米，进行熏烤，以局部有温热感且无灼痛为宜。一般每处灸 5 ~ 7 分钟，至皮肤出现红晕为度。进行雀啄灸时，将艾条点燃的一端对着施灸部位的皮肤，像鸟雀啄食一样上下活动施灸。温灸器灸是用一种特制的金属圆筒灸具施灸，又称温灸筒灸。其筒底有尖有平，筒内套有小筒，小筒四周有孔。施灸时，将艾绒装入温灸器的小筒，点燃，将温灸器顶盖扣好，置于腧穴处，至皮肤出现红晕为度。

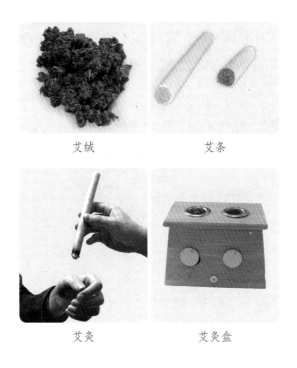

艾绒　　　　　　　　　　　艾条

艾灸　　　　　　　　　　　艾灸盒

　　除点燃艾条悬浮在皮肤上方操作外，还有根据不同的疾病实施隔物艾灸的方法。如对于一些化脓性肿块，可以使用隔蒜灸；对位于脐中央的神阙穴，可以使用隔盐灸，具有温中散寒的功效，现多用于治疗各种胃肠道疾病；对于因寒而致的呕吐、腹痛，可以使用隔姜灸。

　　在特定情况下，针刺与艾灸可以结合使用，如温针灸，用于需要留针且适宜艾灸的疾病。操作时，将针刺入腧穴，待得气后给予适当的补泻手法并留针，然后将纯净细软的艾绒捏在针尾上，或将长 2 厘米左右的艾炷插在针柄上，点燃施灸。待艾绒烧完后，除去灰烬，即取出针。

一些少数民族医药理论也有灸法的应用。如壮医的药线点灸，是流传于壮族的一种民间疗法，将苎麻线经中药泡制后点燃，直接灼灸体表的特定穴位或部位，以治疗相应疾病。

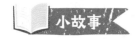

淳于意灸治疝气

淳于意（公元前 205—公元前 150），齐国临淄人，曾任齐太仓长，管理齐国都城的粮仓，因称"仓公"。他向公乘阳庆等名家学习黄帝、扁鹊脉书，尽得真传。他擅于使用方药、针灸为人治病。司马迁《史记·扁鹊仓公列传》记载了淳于意 25 则诊籍（相当于后世医案）。有一天，齐国北官司空夫人患病，症见大小便不利，小便赤红，大便困难，下腹部肿胀，脉大而实，脉来往艰涩。前去诊治的各位医家都认为是风证，病位在肺，需针刺足少阳脉。淳于意也被请来诊治，仔细诊查病人脉象后，他转过脸，面向几位在场的医生说道："这个病看起来像风证，可实际上是气疝。经气逆乱，窜扰了膀胱，所以大小便困难，小便赤色。这种病遇寒气则有可能遗尿，令腹部肿胀。脉大而实，来往艰涩，是足厥阴之脉妄动。当灸足厥阴，而非刺足少阳。"淳于意说罢，便取出艾绒，搓成柱状，在左右两侧的足厥阴脉上，各灸一穴。不多时，司空夫人小便急迫而出，且不见红色。淳于意每天灸其足厥阴脉，同时给她饮服火齐汤，仅三天工夫，司空夫人疝气就完全消散，大小便也正常了。

二、推拿

推拿是医者运用自己的肢体作用于患者的体表，运用推、拿、按、摩、揉、捏、点、拍等手法治疗疾病的方法。《素问·异法方宜论》说："中央者，其地平以湿，天地所以生万物也众。其民食杂而不劳，故其病多痿厥寒热。其治宜导引按跷，故导引按跷者，亦从中央出也。"这段话的意思是，中央之地地势平坦，气候温润，物产丰富。民众吃得好但缺乏锻炼，容易患痿厥、恶寒、发热等疾病，治疗宜用导引法。

推拿古称"按跷"。最初的推拿手法以按法、摩法为主，在明代以前，将推拿都称为"按摩"。明代万全所著《幼科发挥》中开始出现"推拿"一词，此后，"推拿"逐渐取代"按摩"，沿用至今。

推拿手法是人和疾病斗争的生活实践中产生的。最初，人们身体酸痛、麻木时，出于本能，会不由自主地用手按摩病痛

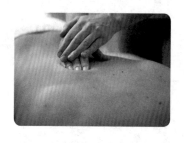

部位。时间久了，人们发现无意的按揉也能使身体的病痛得到缓解，甚至消失。通过不断实践，无意识地按摩逐渐转变成有意识地按摩，自我按摩转变成互相按摩，从而形成了最初的按摩术。历代医家不断总结发展推拿理论与技术，最终形成了一套完善的治疗体系。

推拿有特定的操作方法。推拿者双手放置于被推拿者的体表，作用于需要推拿的部位，根据人体经络的循行及腧穴的位置，运用形式多样的手法，从而达到疏通经络、理气活血、散瘀止痛、祛邪扶正、调和阴阳的效果。《素问·血气形志》记载："形数惊恐，经络不通，病生于不仁，治之以按摩醪药。"这句话是说推拿能够疏通筋络，改善肌肤与经络麻木不仁的状态。长沙马王堆汉墓帛画《导引图》描绘了44种导引姿势，其中就有捶背、抚胸、按压等推拿动作。

推拿的疗效取决于推拿手法，下面介绍几种常用的推拿手法：

推法： 操作者指掌着力于施术部位，沿着直线推动，用力沉稳，速度缓慢，着力部位紧贴皮肤和穴位，切勿猝然用力。

按法： 操作者用手指、手掌或握拳时指间关节以快慢结合的手法，用轻重不同的力量在施术部位或特定的穴位上进行按压。

拿法： 以拇指和其余四指的指腹，相对用力提捏肌肉丰满的部位。

揉法：以指腹、掌根等部着力，力量渗透至肌层，紧贴肌肤带动肌肉，做温柔和缓的揉动，适用于全身各处。

捏法：拇指和示指、中指相对，提起皮肤，双手交替捻动，向前推进。

搓法：双手掌面夹住手臂，相对用力，来回快速搓揉，缓慢移动。

㨰法：手半握拳，以小指掌指关节背侧为支点，压按在施术部位，沉肩坠肘，以腕关节的屈伸活动带动拳滚动前进。

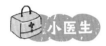

头面部推拿

头面部推拿能够放松头面部肌肉、加强局部气血的流通，还能缓解头部疲劳、改善面部肌肤，具有美容养颜的功效。大家可以按照以下步骤动手操作。

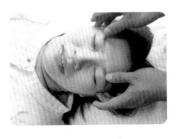

（1）受术者仰卧，施术者坐于受术者头前侧。

（2）分推双额、开天门：双掌大鱼际贴紧受术者额部两侧，左右分推 3 ~ 5 次，以皮肤微红为度；再用双手拇指指腹自受术者眉心向额上推动，双手拇指交替进行，推 24 次。

（3）揉按、分推前额：以双手拇指指腹按揉前额、小鱼际擦前额各半分钟，然后以双手拇指指腹分推前额 3 ~ 5 次。

（4）轻揉眼眶：以双手拇指按揉眼眶（睛明、攒竹、鱼腰、丝竹空、承泣、四白、瞳子髎等穴位），每穴各按揉半分钟。

（5）分推眼周：以双手拇指桡侧缘分推上下眼眶，反复操作5～10次。

（6）按迎香、推擦鼻翼：以中指指腹按揉迎香穴半分钟，然后以示指、中指置于鼻旁，反复推擦5～10次。

（7）按揉巨髎至耳前三穴：以双手中指指面按揉巨髎、颧、下关、耳前三穴（耳门、听宫、听会），每穴按揉半分钟。

（8）按揉承浆至颊车：以双手中指指腹按揉承浆、地仓、大迎至颊车，每穴按揉半分钟。

（9）揉耳廓、擦耳根：以中指按揉角孙、翳风，然后以拇指、示指推擦耳背，揉捏耳廓、外耳，示指、中指推擦耳根，各操作3～5次。

（10）拍前额及面颊：以五指轻拍前额及面颊部3～5遍。

（11）按五经：以双手拇指按压头部五经（督脉及膀胱经、胆经行于头部的区域），然后双手十指指尖轻理头皮，各操作3～5遍，力度适中。

（12）击头部、揉百会：双手十指微微分开，手指微屈，以十指端交替叩击整个头部，连续叩击10～20次，然后点揉百会穴1～2分钟。

（13）揉风池、拿颈项：以双手中指端点揉风池穴半分钟，然后以一手拇指与其余四指相对拿捏颈肌，上下往返3～5遍，拿揉肩井3～5次。

三、拔罐

拔罐是以罐为工具，利用燃火、抽气等方法，形成负压，使罐吸附于肌肤表面、穴位或者患病部位，产生温热刺激并造成局部瘀血的一种外治方法。拔罐是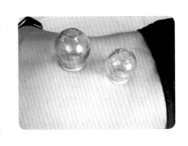一种传统中医疗法，操作简便，疗效可靠，小小的罐子通过对皮肤特定部位的吸附，不仅能够治愈疾病，还有非常好的保健作用。

在古代，拔罐疗法多用于治疗外科痈肿疾病及痔疾。但起初并不是使用罐，而是将磨有小孔的牛角筒罩在患部排吸脓血，或将痔核吸出再进行切除。长沙马王堆汉墓帛书《五十二病方》就有关于这种疗法的记载，类似于后世的拔罐疗法，只不过使用兽角充当罐具。晋代葛洪《肘后备急方》也有关于拔火罐治疗疾病的记载，是以牛角作罐，用于外科吸脓，故又称"角法"。

随着医疗实践的不断发展，人们对于拔罐的理疗方案也有了新的认识，牛角筒逐渐被替代，火罐的材质和使用方法逐渐改进，治疗范围也有所扩大。罐的材质有竹罐、铜罐、陶罐和玻璃罐等；使用方法有投火法、闪火法、抽气法、走罐法、留针拔罐法、刺络拔罐法、煮竹筒法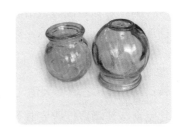

等；治病范围也从早期的外科痈肿，扩大到风湿痛、腰背肌肉劳损、伤风感冒、哮喘、外伤瘀血及酸痛诸证。

在日常生活中应该怎样拔罐呢？首先让患者选取舒适体位，一般以俯卧位为主，充分暴露施术部位，然后根据不同部位选用不同口径的火罐。用镊子夹住蘸有适量酒精的棉球，点燃后送入罐底，快速抽出，将罐扣于施术部位，令罐吸附于皮肤上，留罐时间不能超过 15 分钟，否则容易出现水疱。操作时注意避免罐口过热烫伤皮肤。

拔罐疗法具有温经通络、祛湿逐寒、行气活血、消肿止痛等作用，既能逐寒祛湿、消肿止痛，又能调和人体阴阳、解除疲劳、增强体质。通过对肌腠、经络、穴位的吸拔作用，使人体气血溢于脉外，导致局部充血，引导营卫之气输布，鼓动经脉营卫之气，畅通经络，通畅气血，宣邪散郁，从而达到健身祛病疗疾的目的。许多常见疾病可以采用拔罐方法进行治疗，如风湿痹痛、感冒头痛、咳嗽等。

四　刮痧

刮痧是利用刮痧板沿着人体经络或不适部位反复刮拭的一种外治方法，是中医的传统疗法之一。

刮痧的历史悠久，源远流长。《素问·异法方宜论》记载："故东方之域，天地之所始生也。鱼盐之地，海滨傍水，其民食鱼而嗜咸，皆安其处，美其食。鱼者使人热中，盐者胜血，故其民皆黑色疏理。其病皆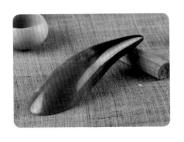
为痈疡，其治宜砭石。故砭石
者，亦从东方来。"砭石本来用
于刺破痈疡或切除病变部位，是
一种外科治疗术。随着科技发
展，金属冶炼技术不断进步，九针渐渐取代了砭石在外科手术
中的使用，刮痧疗法可以说是砭石疗法的延续与发展，以另一
种存在形式，长期以来流传于民间，薪火相传，沿用不废。

在不断的治疗实践中，刮痧被演绎成一种自然疗法。较早
记载这种疗法的，是元代医家危亦林的《世医得效方》。刮痧
以中医经络学说作为理论指导，集针灸、按摩、穴位、拔罐等
非药物疗法之长，具有保健身体、治愈疾病的作用。刮痧的作
用部位在肌肤，肌肤是人体直接接触外界的部分，对外界气候
环境的变化具有适应与防卫作用。健康人通过刮痧可以增强卫
气，卫气强则外邪不易侵表，达到"皮肤调柔，腠理致密"的
保健目的。同时，刮痧可以刺激体表经络穴位，促进气血流
通，起到驱除邪气、疏通经络、舒筋理气、祛风散寒的作用。

刮痧不需要很复杂的工具，目前常用的刮痧用具是刮痧
板、刮痧油。刮痧板按照材质分为牛角类、玉石类、砭石
类，许多日常用具也可以作为刮痧工具使用，如铜钱、银
元、瓷汤勺、嫩竹板、棉纱线、蚌壳等。现在还出现了树
脂、硅胶等材料制成的刮痧工具。

刮痧是一种简便易操作的方法，可以利用身边常见的物
体，如瓷匙等，蘸少许食用油、凡士林、白酒或清水，沿着某

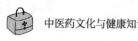

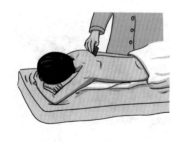

些特定经络的循行及不适部位的皮肤纹理，进行反复刮动，使皮肤表面出现瘀点、瘀斑或点状出血。刮痧疗法在我国民间流传非常广，常用来治疗中暑、感冒夹湿、湿温初起等疾病，是一种简便有效的外治方法。

刮痧时应根据不同刮拭部位取相应体位。背部刮痧时取俯卧位，腹部刮痧时取仰卧位，肩部或四肢刮痧时多取正坐位。刮痧前，需用温水洗净需刮痧的部位。刮痧时，取舒适体位，充分暴露需要刮拭的部位，然后用刮痧板蘸刮痧油，以穴位为中心，沿着经络循行，进行单向、重复、缓慢地刮拭。刮拭力度应平稳、均匀，刮板与刮拭方向需保持一定角度，一般应小于 45°。在刮拭过程中要保持按压力，根据体质、病情和部位采取不同力度。

痧是离经之血，被刮痧者的身体反应因人而异。健康人刮痧后一般不出现痧，亚健康或患病人群刮拭后则容易出现痧斑。痧的部位、颜色与个人体质、病情轻重有密切联系。根据痧的颜色、形态变化，可以更加明确疾病的性质、病情的轻重。如刮痧之后，出痧部位颜色鲜红，疼痛感轻，表示病情轻浅；如果出痧部位颜色紫红，疼痛感重，则提示病情比较重。

刮痧疗法对操作环境有一定要求，应注意避风和保暖，避免空调、电扇直吹。刮痧后要饮一杯热水，一般半小时后才能到室外活动。由于刮痧使肌肤腠理呈开泄状态，因此刮痧后不宜立即洗澡，以避免风寒之邪侵入体内。

近年来，刮痧疗法越来越受到人们的青睐与重视，在康体、美容等保健活动中得到推广应用。

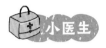

刮痧治疗感冒

采用刮痧的方法治疗感冒疗效较好，可明显改善发热、鼻塞、咽喉疼痛、头痛等症状。刮痧治疗感冒，应当先刮拭督脉，因为督脉总督一身之阳气，先刮督脉有助于振奋阳气。刮拭顺序为脊背与肩胛→胸部→上肢。与之相关的主要穴位与经脉有风池（胆经）、大椎（督脉）、风门（膀胱经）、中脘（任脉）、孔最（肺经）、合谷（大肠经）、足三里（胃经）。刮痧后应多饮热水，以助发汗退热。

五、药浴

药浴是将中草药煎煮后，用药液洗浴全身或局部的一种外治方法。药浴作为传统中医的特色疗法，已延续了数千年。

1. 中医药浴

中医药浴疗法历史悠久，源远流长。屈原《九歌·云中君》言："浴兰汤兮沐芳，华采衣兮若英。"兰汤，就是用中药佩兰煎成的热水，其气味芬芳馥郁，具有解暑祛湿、醒神爽脑的功效，用来洗浴，可以健体。先秦时期，沐浴就是日常生活的一部分，也是祭祀、丧葬、嫁娶等重要仪式中不可或缺的环节。此后，用于药浴的方药不断增多，应用范围逐渐扩大，药浴逐渐成为一种常用的治病疗疾方法。至清朝，药浴疗法盛行，仅宫廷常用药浴处方就有60余个。

药浴是在中医辨证思想指导下，根据病情差异，选择不同的药物进行洗浴治疗。一方面，药物经皮肤吸收，并不增加肝脏负担；另一方面，浸泡在温暖的浴汤中，能够使人身心充分放松，缓解压力，消除疲惫。

（1）药浴用具

药浴用具种类较多，选择时有所讲究。药浴用具以木质者最佳，其次为陶瓷、搪瓷等。局部药浴最好用铜质器具，铝质次之。铁质器具会使药物作用降低

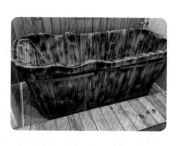

或失效，因此不宜选用。选好用具之后，可先将药物浸泡20分钟，再进行洗浴，也可使用砂锅、陶器先行煎煮30分钟，然后将药液倒进浴桶或浴盆内，待温度适宜时洗浴。如需连续使用药液，要选择有盖的浴桶或浴盆，并注意清洁卫生。

（2）药浴种类

根据药物浸泡部位，药浴疗法主要分为全身浴、局部浴两种。全身浴即将全身浸入调制好的药汤中，适用范围广，无禁忌证者可以选择全身浴，对没有明确疾病但常感疲劳、困乏的人群，尤为适用。局部浴包括足浴、坐浴、头面浴、目浴

等，其中最为常见的是坐浴与足浴。坐浴常用于治疗妇科、男科、肛肠科疾病。患者坐于盛有药液的盆中，药液直接浸泡肛门或阴部，作用于病变部位，从而发挥清热除湿、杀虫止痒、活血化瘀、收涩固脱等作用。足部离心脏最远，负担较重，血液循环较差，足浴可以起到舒筋活络、解乏、促进睡眠、缓解肌肉关节酸痛的作用。

（3）药浴的作用

药浴疗法的作用很多，主要有以下四方面：

治疗多种疾病：药浴具有消肿定痛、舒筋活络的功效，常用于治疗皮肤瘙痒、风湿性关节炎、强直性脊柱炎和皮肤疥癣等疾病。

加快新陈代谢：药浴能让全身血管和毛孔扩张，加快组织血液循环，提高新陈代谢速度。

消除疲劳：药浴能缓解大脑和身体疲劳感，让紧绷的神经得到放松，使精力更加充沛。

强身健体：皮肤是人体最大的器官，药液能通过皮肤渗入血脉发挥作用，达到强身健体的效果。

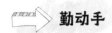 **勤动手**

三种药浴方法

芦荟浴：取 2～3 片芦荟叶，洗净后切丝，用干净的纱布包裹，药浴前在水中搓捏出黏液。具有滋润皮肤、美白等功效。

薄荷浴：选取鲜薄荷 200 克或干薄荷 50 克。将薄荷放入

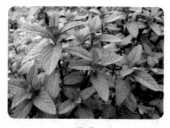

薄荷

锅中，加适量清水熬取药液，然后用药液浸泡全身。具有疏风散热、透疹止痒的功效，可用治风热型感冒、麻疹等。

嫩肤药浴：取玫瑰花、茉莉花、枸杞子适量，加 500 毫升水煎煮 1 小时，然后除去药渣，加清水稀释药液，调试水温后浸泡全身。每天 1 次，能使皮肤柔嫩润滑。

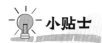 **小贴士**

药浴禁忌

药浴虽好，但并不是所有人都能够使用药浴法防治疾病。为确保安全，以下人群应避免使用药浴：

①中度以上高/低血压、心脏功能不全及有出血倾向者不宜使用。

②严重哮喘、有严重过敏史者避免使用。

③皮肤有大面积疮口时不宜使用。

④孕妇及女性月经期间避免使用。

另外，饭前、饭后 30 分钟内不宜沐浴；儿童、老人不宜单独洗浴，应有家属在旁协助；沐浴时，要保持室内温暖，避免受风、受寒；沐浴前后，应多饮水以补充水分。

2. 少数民族药浴

中医药、少数民族医药都是我国传统医学的重要组成部分。在药浴方面，藏医药、瑶医药、壮医药等均有独具特色的药浴方法。

（1）藏医药浴

藏医药浴法，藏语称为"泷沐"，又称五味甘露浴，最早记载于藏医经典著作《四部医典》。藏医药浴法通过沐浴天然温泉或药物煎煮所成的药液，调节身心健康，达到防病治病、养生保健的目的。藏医药浴法分为两类：一是以矿物质泉水为基础材料，即"五类温泉"浴法，用于日常保健。常用的温泉包括硫磺温泉、寒水石温泉、矾石温泉、五灵脂温泉、石灰石温泉；二是以植物药材为基本材料，主要用于治疗疾病，常用的是"五味甘露"浴法。

藏医药浴主要包括水浴、敷浴、汽浴三种方式，其中以水浴最为常见。藏医药浴的"五味甘露汤"是将高山麻黄、水柏枝、圆柏叶、黄花杜鹃叶、"坎巴"五种药用植物放在一起煎煮成汤，用其蒸汽熏洗身体，可以疏经通络、活血化瘀，用于治疗痹证、筋骨疼痛等多种疾病。如今，藏医药浴的治疗范围广泛，已研制出多种药浴配方，主要应用于关节、皮肤、神经系统疾病防治。药浴作为藏医药的重要组成部分，在青藏高原地区广泛应用于临床，在保障民众身体健康与防治疾病方面发挥着独特作用。

另外，西藏地区还分布着许多天然温泉，如著名的羊八井温泉、德仲温泉。这些温泉富含多种对人体有益的矿物质，在促进新陈代谢和血液循环方面，与藏医药浴有异曲同工之妙。

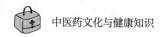

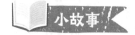

文成公主与藏医药浴

传说唐代文成公主初进藏地时，曾因水土不服而体乏无力、面色苍白、胃口不佳。眼见文成公主日渐消瘦，其丈夫松赞干布十分着急，不得不四处求医。

一天，一位胡须花白的僧人闻讯而来，见到文成公主后，经过详细诊查，便说："公主有一心不可用。"众人一听此言，不明其意，均被吓坏了。僧人解释道："万物皆有根脉，人有二心护元，所谓根足不基而气不畅，会病患缠身。根足就是人的第二心。"僧人拿出早已准备好的药包，并叮嘱文成公主每天用温水浸泡，然后用药液沐足。不出半个月，文成公主就痊愈了。

这位老僧赠予文成公主的药包便是特地调配的藏药"五味甘露汤"。从此，这张神奇的药浴医方得以流传下来。

（2）瑶医药浴

由于受所处地理环境与气候的影响，瑶族民众常年与毒蛇、瘴气为伍，因此瑶族先民逐渐掌握了辨认草药、防治疾病的方法。他们采集当地的鲜药，煎熬成药液，用来洗浴全身或局部，达到防病治病目的。瑶医药浴方由数十种草药组成，所用药草全部采自大山深谷，主要具有强壮身体、祛风除湿、养颜润肤、解疲提神等功效。

瑶医药浴，瑶语称为"绕生哩"。在瑶族，每户人家都有用杉木做成的高达 1 米的大木桶，这是用来装药液洗澡的"庞桶"，又称"黄桶"。瑶族民众十分重视洗浴，无论炎热的夏季，还是寒冷的冬天，瑶族民众都会进入"庞桶"沐浴，一方面清洗白天劳作时沾染的脏污，另一方面通过热浴解乏，促进气血流通，改善睡眠。药浴之前，需根据不同季节、年龄、病情选择合适的药物。通常新生儿及产后妇女多选用具有温补和消炎作用的药物，如大血藤、五指毛桃、九节风、鸭仔风、穿破石、杜仲藤等，其目的在于预防感染、滋补气血，还可以促进产妇子宫复原，有利于产后恢复。

讲到瑶医药浴，不得不提及"产后三泡"。产后三泡，又名"月里药浴"，亦名"三天出工"，是瑶族妇女生育后使用药浴进行保健的方法。一般认为，妇女生育后，应避免受风、受寒，不能洗澡、洗头，否则会留下后遗症。但瑶医的产后药浴保健法改变了人们以往的认知。产后三泡究竟有什么奥秘呢？原来，在瑶医的辨证理论指导下，瑶族民众采摘当地的新鲜草药，煎煮后给产妇洗浴，这不仅不会使产妇落下月子病，还能促进其子宫收缩、修复产道、减少恶露等。

在药物采摘方面，瑶族民众也有自己的原则。由于野生药物生长慢、资源珍贵，因此采药一年只采一面山，来年再采另一面山，从不向大自然过分索取。

（3）**壮医药浴**

由于环境、气候、饮食等因素影响，壮族民众多患类风湿疾病和皮肤病。针对这种情况，壮医外治疗法发展迅速，壮医药浴法应运而生。

如今，广西多地的壮族民众仍有药浴的传统。每年端午节，壮族家家户户上山采药，常见的药物有鲜艾草、菖蒲、银花藤、野菊花、柳树枝、野薄荷、桑叶等。此时草药根叶肥壮，药力强，药效佳。采摘之后，将鲜药煎制成药汤用来洗浴，不但可以洗去一身污垢，使人精神放松，还可以消解暑热、疏风散热；如果用来洗头，则可以清脑醒神，除去皮屑；用来洗脸，可以清热解毒，防治粉刺、痤疮等皮肤病。

壮医药浴种类较多，主要分为天然药浴、热熨烫浴、熏蒸浴等。天然药浴，指雨水、山泉水冲刷、浸泡地面的草药植物枯叶而流出的渗透水，汇入山泉或溪谷，形成含有药效的天然药浴池，人沐浴其中，可以美白、杀菌、健体、养神。热熨烫浴，指借助草药的药性、热水的热力，药效渗透到人体内，以舒筋活络、畅通气血，从而使天、地、人三气保持平衡，达到祛疾养生的目的。熏蒸浴，指借用热水、煎煮草药的热气，熏蒸患处，使气血流通，达到祛除疾病的方法。